中文翻译版

罗马Ⅳ

常见胃肠道症状诊断流程

Rome Ⅳ

Diagnostic Algorithms for Common GI Symptoms

原书第2版

主　　编　**John E. Kellow, MD**
主　　译　彭丽华　杨　竞

科学出版社
北　京

图字：01-2017-4850号

内 容 简 介

本书包含8个不同的章节，涵盖了成人、婴儿/幼儿和儿童/青少年主要胃肠道区域的常见症状表现。每一章节介绍了该区域的主要症状及潜在的病理生理，并以病例为例，使用“是-否”决策树的标准方法，结合诊断实验，直至得出特异的诊断。流程不仅覆盖了胃肠病学广泛的鉴别诊断，对于其他重要的疾病，也在适当的部分阐述了最主要的信息。

本书诊断流程操作简捷，实用性强，适合广大消化专科医生、基层全科医生和医学院校师生阅读参考。

图书在版编目（CIP）数据

罗马Ⅳ常见胃肠道症状诊断流程：原书第2版/（美）凯洛（John E. Kellow）主编；彭丽华，杨竞主译.—北京：科学出版社，2018.3

书名原文：Rome Ⅳ Diagnostic Algorithms for Common GI Symptoms

ISBN 978-7-03-056809-0

Ⅰ.①罗…　Ⅱ.①凯…②彭…③杨…　Ⅲ.①胃肠病—诊疗　Ⅳ.①R573

中国版本图书馆CIP数据核字（2018）第048361号

责任编辑：杨磊石　车宜平/责任校对：张小霞
责任印制：肖　兴/封面设计：陈　敬

科学出版社 出版
北京东黄城根北街16号
邮政编码:100717
http://www.sciencep.com
天津市新科印刷有限公司 印刷
科学出版社发行　各地新华书店经销
*
2018年3月第　二　版　开本：720×1000　1/16
2018年3月第一次印刷　印张：13
字数：238 000

定价：60.00元

（如有印装质量问题，我社负责调换）

谨以此书献给罗马Ⅳ委员会全体委员，感谢他们辛勤的努力和奉献！感谢我们的家人在整个过程中对我们给予的支持！感谢我们的工作人员为我们实现目标所做出的积极努力。是大家的努力使罗马Ⅳ成为现实——她将使我们的临床医生、研究人员、年轻医生和患者从中受益。

致　谢

我们要感谢章节委员会的委员们，他们贡献了病例材料流程和相关的内容信息。另外，我们感谢 Jerry Schoendorf（插图画家），Scott Gilbert 和 Michael Grathwohl（文字编辑），Emily Talor，Tyler Westall 和 Mo Rooker 的帮助。我们也向 Ceciel Rooker 对流程会议的协调和材料的组织所做的工作表示感谢。

《罗马Ⅳ常见胃肠道症状诊断流程》

第 2 版译校人员

（按姓氏汉语拼音排序）

李中原　中国人民解放军总医院第一附属医院小儿内科
罗　茜　中国人民解放军总医院消化内科
彭丽华　中国人民解放军总医院消化内科
史以超　中国人民解放军总医院消化内科
王　雷　中国人民解放军总医院消化内科
王艳芝　中国人民解放军总医院消化内科
王子恺　中国人民解放军总医院消化内科
闫　斌　中国人民解放军总医院消化内科
杨　竞　中国人民解放军总医院消化内科
张星玮　中国人民解放军总医院消化内科

编辑委员会

DOUGLAS A. DROSSMAN, MD, Senior Editor
President, Rome Foundation
Professor Emeritus of Medicine and Psychiatry
UNC Center for Functional GI and Motility Disorders
University of North Carolina
The Drossman Center for the Education and Practice of Biopsychosocial Care
Drossman Gastroenterology
Chapel Hill, NC, USA

LIN CHANG, MD, Editor
Professor of Medicine
Gail and Gerald Oppenheimer Family Center for Neurobiology of Stress
Division of Digestive Diseases
David Geffen School of Medicine at University of California, Los Angeles
Los Angeles, CA, USA

WILLIAM D. CHEY, MD, Editor
Timothy T. Nostrant Professor of Gastroenterology & Nutrition Sciences
Director, GI Nutrition & Behavioral Wellness Program
Co-Director,
Michigan Bowel Control Program
Division of Gastroenterology
University of Michigan Health System
Ann Arbor, MI, USA

JOHN KELLOW, MD, Editor
Associate Professor and Head of the Discipline of Medicine
Northern Clinical School
University of Sydney
Sydney, NSW, Australia

JAN TACK, MD, PhD, Editor
Professor of Medicine
Head, Department of Clinical and Experimental Medicine
Head of Clinic, Department of Gastroenterology
University Hospital KU Leuven
Translational Research Center for Gastrointestinal Disorders （TARGID）
Leuven, Belgium

WILLIAM E. WHITEHEAD, PhD, Editor
Professor of Medicine and OBGYN
Director, UNC Center for Functional GI and Motility Disorders
Division of Gastroenterology and Hepatology
UNC School of Medicine
Chapel Hill, NC, USA

罗马Ⅳ章节委员会

* 提示的人员对本书有贡献

食管疾病

*** Ronnie Fass, MD, *Chair***
MetroHealth Medical Center
The Esophageal and Swallowing Center
Professor, School of Medicine
Case Western Reserve University
Cleveland, OH, USA

*** John E. Pandolfino, MD, *Co-Chair***
Chief and Professor, Division of Medicine-Gastroenterology and Hepatology
Feinberg School of Medicine
Northwestern University
Chicago, IL, USA

*** Qasim Aziz, PhD**
Barts and The London School of Medicine and Dentistry
Professor, Wingate Institute of Neurogastroenterology, Centre for Neuroscience and Trauma, Blizard Institute
Queen Mary University of London
London, UK

*** C. Prakash Gyawali, MD**
Professor, Division of Gastroenterology
Washington University School of Medicine
St. Louis, MO, USA

*** Hiroto Miwa, MD, PhD**
Division of Upper Gastroenterology,
Department of Internal Medicine
Hyogo College of Medicine
Hyogo, Japan

*** Frank Zerbib, MD, PhD**
CHU de Bordeaux
Professor, Gastroenterology Department
Université de Bordeaux
Bordeaux, France

胃十二指肠疾病

*** Nicholas J. Talley, MD, PhD, FRACP, *Chair***
Professor of Medicine and Epidemiology
Joint Supplement Consult Gastroenterology and Health Sciences Research
Mayo Clinic
Rochester, MN, USA
University of Newcastle
New Lambton, NSW, Australia

Vincenzo Stanghellini, MD, Co-Chair
Department of the Digestive System
University Hospital S. Orsola-Malpighi
Professor, Department of Medical and Surgical Sciences
University of Bologna
Bologna, Italy

Francis K.L. Chan, MD, FRCP
Choh Ming Li Professor of Medicine & Therapeutics
Dean, Faculty of Medicine
The Chinese University of Hong Kong
Hong Kong, China

William L. Hasler, MD
Division of Gastroenterology
Professor of Internal Medicine
University of Michigan Health System
Ann Arbor, MI, USA

Juan-R Malagelada, MD, PhD
Consultant and Associate Professor of Medicine
Hospital UniversitariVall d' Hebron
Autonomous University of Barcelona
Barcelona, Spain

Hidekazu Suzuki, MD, PhD
Division of Gastroenterology and Hepatology
Department of Internal Medicine
Keio University School of Medicine
Tokyo, Japan

Jan Tack, MD, PhD
Professor of Medicine
Head, Department of Clinical and Experimental Medicine
Head of Clinic, Department of Gastroenterology
University Hospital KU Leuven
Translational Research Center for
Gastrointestinal Disorders （TARGID）
Leuven, Belgium

肠道疾病

* **Fermín Mearin, MD, *Chair***
Institute of Functional and Motor Digestive Disorders
Centro MédicoTeknon
Barcelona, Spain

* **Brian E. Lacy, PhD, MD, *Co-Chair***
Professor of Medicine
Geisel School of Medicine at Dartmouth
Chief, Section of Gastroenterology & Hepatology
Dartmouth-Hitchcock Medical Center
Lebanon, NH, USA

* **Lin Chang, MD**
Professor of Medicine
Gail and Gerald Oppenheimer Family Center for Neurobiology of Stress
Division of Digestive Diseases
David Geffen School of Medicine at University of California, Los Angeles
Los Angeles, CA, USA

* **William D. Chey, MD**
Timothy T. Nostrant Professor of Gastroenterology & Nutrition Sciences
Director, GI Nutrition & Behavioral Wellness Program
Co-Director, Michigan Bowel Control Program
Division of Gastroenterology
University of Michigan Health System
Ann Arbor, MI, USA

* **Anthony J. Lembo, MD**
Associate Professor, Harvard Medical School
Director, GI Motility Laboratory at Beth Israel Deaconess Medical Center's Division of Gastroenterology
Boston, MA, USA

* **Magnus Simrén, MD, PhD**
Professor, Consultant
Department of Internal Medicine & Clinical Nutrition
Institute of Medicine
Sahlgrenska Academy
University of Gothenburg
Gothenburg, Sweden
Research Scientist
Center for Gastrointestinal Biology and Disease
School of Medicine
University of North Carolina at Chapel Hill
Chapel Hill, NC, USA

* **Robin Spiller, MB, MD**
Professor of Gastroenterology
Co-Director, Nottingham Digestive Diseases Biomedical Research Unit
University of Nottingham
Queen's Medical Centre
Nottingham, UK

中枢介导的胃肠道疼痛病

Peter J. Whorwell, MD, PhD, *Chair*
Professor of Medicine and Gastroenterology
University Hospital of South Manchester
Centre for Gastrointestinal Sciences
University of Manchester
Manchester, UK

Laurie Keefer, PhD, *Co-Chair*
Associate Professor, Division of Gastroenterology
Icahn School of Medicine at Mount Sinai
New York, NY, USA

*** Douglas A. Drossman, MD**
Professor Emeritus of Medicine and Psychiatry
UNC Center for Functional GI and Motility Disorders
University of North Carolina
The Drossman Center for the Education and Practice of Biopsychosocial Care
Drossman Gastroenterology
Chapel Hill, NC, USA

Elspeth A. Guthrie, MD
Professor of Psychological Medicine
Manchester Mental Health and Social Care Trust
University of Manchester
Manchester, UK

Kevin Olden, MD
Jerome S. Levy Professor of Medicine Emeritus
University of Arkansas for Medical Sciences
Little Rock, AR, USA

Magnus Simrén, MD, PhD
Professor, Consultant
Department of Internal Medicine & Clinical Nutrition
Institute of Medicine
Sahlgrenska Academy
University of Gothenburg
Gothenburg, Sweden
Research Scientist
Center for Gastrointestinal Biology and Disease
School of Medicine
University of North Carolina at Chapel Hill
Chapel Hill, NC, USA

*** Kirsten Tillisch, MD**
Chief, Integrative Medicine, GLA VHA
Associate Professor
Gail and Gerald Oppenheimer Family Center for Neurobiology of Stress
Division of Digestive Diseases
David Geffen School of Medicine at University of California, Los Angeles
Los Angeles, CA, USA

胆囊和 Oddi 括约肌疾病

*** Grace H. Elta, MD, Chair**
Professor of Internal Medicine
University of Michigan
Ann Arbor, MI, USA

*** Peter B. Cotton, MD, FRCP, *Co-Chair***
Professor of Medicine, Digestive Disease Center
Medical University of South Carolina
Charleston, SC, USA

C. Ross Carter, MD
West of Scotland Pancreatic Unit
Glasgow Royal Infirmary
Glasgow, Scotland

Enrico Stefano Corazziari, MD
Professor of Gastroenterology
Faculty of Medicine
Department of Internal Medicine and Medical Specialties
Sapienza University
Rome, Italy

Pankaj Jay Pasricha, MD
Vice Chair of Medicine for Innovation and Commercialization
Director, Johns Hopkins Center for Neurogastroenterology
Director, Amos Food, Body and Mind Center
Professor of Medicine and Neurosciences
Professor of Innovation Management, Johns Hopkins Carey Business School
Baltimore, MD, USA

肛门直肠疾病

*** Adil E. Bharucha, MBBS, MD, *Chair***
Professor of Gastroenterology and Hepatology
Mayo Graduate School of Medicine, Mayo Clinic College of Medicine
Rochester, MN, USA

*** Satish SC. Rao, MD, PhD, FRCP, *Co-Chair***
Professor of Medicine
Chief, Gastroenterology/Hepatology
Director, Digestive Health Center, Medical College of Georgia
Georgia Regents University
Augusta, GA, USA

Richelle Felt-Bersma, MD, PhD
VU Medical Center
Gastroenterologist, Associate Professor of Medicine
Department of Gastroenterology
Amsterdam, Netherlands

Giuseppe Chiarioni, MD
Division of Gastroenterology of the University of Verona
AziendaOspedalieraUniversitariaIntegrata di Verona
Verona, Italy
Division of Gastroenterology and Hepatology
UNC Center for Functional GI and Motility Disorders
University of North Carolina
Chapel Hill, NC, USA

Charles H. Knowles, PhD
Clinical Professor of Surgical Research and Honorary Consultant Colorectal Surgeon, Barts Health NHS Trust
The Blizard Institute
Barts and the London School of Medicine and Dentistry
Queen Mary University of London
London, UK

Allison Malcolm, MD, MBBS, FRACP
University of Sydney and Royal North Shore Hospital
Sydney, NSW, Australia

*** Arnold Wald, MD**
Professor, Division of Gastroenterology and Hepatology
University of Wisconsin School of Medicine and Public Health
Madison, WI, USA

儿童功能性胃肠病：婴儿 / 幼儿

*** Samuel Nurko, MD, *Chair***
Director, Center for Motility and Functional GI Disorders
Director, Functional Abdominal Pain Program
Associate Professor of Pediatrics
Harvard Medical School
Boston, MA, USA

*** Marc A. Benninga, MD, *Co-Chair***
Emma Children's Hospital/ Academic Medical Center
University of Amsterdam
Amsterdam, Netherlands

*** Christophe Faure, MD**
Division of Pediatric Gastroenterology
Sainte-Justine Hospital
Université de Montréal
Montréal, QC, Canada

*** Paul E. Hyman, MD**
Eberhard Schmidt-Sommerfeld Endowed Chair in Pediatric Gastroenterology
Professor of Pediatrics, Louisiana State University Health Sciences Center
Chief, Pediatric Gastroenterology
Children's Hospital
New Orleans, LA, USA

*** Ian St James-Roberts, PhD**
Emeritus Professor, Thomas Coram Research Unit
UCL Institute of Education, University College London
London, UK

*** Neil L. Schechter, MD**
Boston Children's Hospital
Pain Treatment Service
Associate Professor, Department of Anesthesiology
Harvard University
Boston, MA, USA

儿童功能性胃肠病：儿童 / 青少年

*** Carlo Di Lorenzo, MD, *Chair***
Nationwide Children's Hospital
Professor, Division of Pediatric Gastroenterology, Hepatology, and Nutrition
The Ohio State University
Columbus, OH, USA

*** Jeffrey S. Hyams, MD, *Co-Chair***
Connecticut Children's Medical Center
University of Connecticut School of Medicine
Hartford, CT, USA

*** Miguel Saps, MD**
Nationwide Children's Hospital
Division of Pediatric Gastroenterology, Hepatology, and Nutrition
The Ohio State University
Columbus, OH, USA

*** Robert J. Shulman, MD**
Professor of Pediatrics
Baylor College of Medicine
Children's Nutrition Research Center
Texas Children's Hospital
Houston, TX, USA

*** AnnamariaStaiano, MD**
Professor, Department of Translational Medical Science, Section of Pediatrics
University of Naples Federico II
Naples, Italy

*** Miranda A.L. van Tilburg, PhD**
Associate Professor of Medicine
The University of North Carolina at Chapel Hill
Center for Functional GI and Motility Disorders
Chapel Hill, NC, USA

译者前言

2010年第1版《罗马Ⅲ常见胃肠道症状诊断流程》出版之后，我们翻译了该书并推荐给广大中国医生，取得了很好的反响，对于临床医生理解和掌握罗马Ⅲ诊断标准起到了一定的推动作用。2016年罗马基金会更新了罗马Ⅳ标准，并按罗马Ⅳ标准重新设计、更新了一系列诊断流程图，目的是使罗马Ⅳ分类法在临床实践中能被更好地理解和应用，以提高临床医生对功能性胃肠病的认识。这些新的罗马Ⅳ流程涵盖了基于标准的功能性胃肠病的6个区域及每个区域中最常见、最重要的疾病。在这版中18个成人症状报告和9个儿童（儿童/青少年和婴儿/幼儿）症状报告作为最新的内容加入并讨论。每一章节介绍了该区域的主要症状及潜在的病理生理，并以病例为例，使用“是-否”决策树的标准方法，结合诊断实验，直到得出特异的诊断。流程不仅覆盖了胃肠病学广泛的鉴别诊断，对于其他重要的疾病，也在适当的部分介绍了最主要的信息。我们期望应用这种简捷、清晰、实用的工具，提高中国临床医生对功能性胃肠病的诊治水平，改进临床实践，并最终改善患者的生活质量。

感谢《罗马Ⅳ：功能性胃肠病/肠-脑互动异常》中文版的译者和校对专家们，他们的前期工作为本书的翻译提供了标准化的参考。尤其是附文A、附文B部分，为保持罗马Ⅳ系列书翻译的一致性，采用了该书附文的原译本。感谢全体译者忠于原著，用尽量符合中国读者理解习惯的语言，为读者提供通俗易懂的读本。感谢杨云生教授在本书翻译过程中给予的指导。但由于我们的水平有限，东西方在医疗实践中常用检查也存在一些差异，特别是由于东西方文化和语言表达的差异，有些译文可能不妥。欢迎广大读者提出宝贵意见，帮助我们共同提高。

彭丽华　杨　竞

2017年12月

原著前言

我们非常高兴将这本新扩充内容的第2版《罗马Ⅳ常见胃肠道症状诊断流程》奉献给您。本书的第1版出版于6年前，我们进行了修订以便在诊断性评估中符合临床标准，也与新的罗马Ⅳ诊断标准相一致。和第1版一样，这本书阐述了实用、高效且具有成本效益的方法以诊断常见胃肠道症状，如腹痛、恶心、腹泻和便秘。这些常见的症状经常会让患者前去就医，医生必须做出一个精准、正确又符合成本效益的评估。

我们认识到，应用罗马Ⅳ诊断标准并不足以做出诊断。在临床实践中，上述症状可与许多可能的诊断有关，因此临床医生必须决定哪些实验室检查和影像方法需要和罗马诊断标准一起应用以做出一个恰当的功能性胃肠病（FGID）诊断。这本书所提供的是一套更新的诊断方法，从常见的症状开始到诊断试验再到结束诊断。实际上，这本书中的信息是临床医生做出诊断的第一部分决策，接下来是治疗。我们在另一本更新的《功能性胃肠病多维度临床资料剖析》中提供了治疗方法，为应用多元化的方法提供更个性化的治疗。

本书及诊断流程具有以下几个值得注意的特点。

1. **流程开发过程**　罗马基金会多年来已认识到在临床实践中应用功能性胃肠病诊断标准的局限性。患者不会去找医生诉苦肠易激综合征（IBS）或Oddi括约肌功能障碍。相反，他们表现的是腹痛、恶心、呕吐和便秘等症状。因此，基金会开始了一个多年的研究过程来解决这个问题，将诊断决策、检查信息及应用基于症状的标准合并到一系列的临床流程中。这要归功于本书的主编John E. Kellow教授，是他的洞察力和想象力创造了这一教学工具。在他的指导下，2008年开始，为第1版创建了6个两人的委员会。委员会编制了一份15种常见胃肠道症状的清单，以此为切入点，他们创造了一套基于证据的、具有成本效益的诊断路径紧随每一个临床表现。通过他们的工作，每一种常见的胃肠道症状都有了具有临床意义的诊断流程图，使用“是－否”决策树的标准方法，合并诊断测试，得出特异的诊断。当其他结构性疾病被排除时，这条路径通向罗马诊断标准，并最终诊断为FGID。在第1版中，通过电子邮件完成这项工作用了一年多的时间。在一个持续了一天半的气氛和谐的会议上，该流程最终被提交给所有的委员会成员进行审查和修改。在此之后，每个委员会都选择了几个外部审查员作为内容专家评阅他们的流程。这些反馈信息又被用于对流程进行修正。最后，描述流程应用的章节被发送给期刊编辑进行内部和外部评阅。

2. **罗马Ⅳ第2版的修订**　第2版与罗马Ⅳ书同时进行修订。我们有前一版的优势，然后使用罗马Ⅳ章节委员会加强这一过程。每一个罗马Ⅳ诊断标准章节委员会选择一名或多名委员会成员作为诊断流程的作者。他们致力于更新第1版的流程，同时也创造了新的流程图，所有这些都与罗马Ⅳ诊断指南和标准相一致；现在有18种成年人的流程。此外，我们很幸运地把两个儿科委员会加入到这个过程中，所以书中还有9个婴儿、幼儿、儿童和青少年的新流程。第2版编制过程包括根据第1版标准初步创建罗马Ⅳ流程（新的和修订的），然后在一天半的会议上提交并与其他流程协调，所有流程由小组评阅。评阅不仅由编辑委员会完成，而且包括流程编制过程中所有的其他参与者。结果是基于众多专家共识产生的目前最好的诊断策略制成的一套完善的流程和支持的附加信息。

3. **书的内容**　本书被分成8个不同的章节，覆盖了成人主要胃肠道区域的症状表现（食管、胃十二指肠、肠道、胆道、肛门直肠和中枢介导的腹痛）及婴儿 / 幼儿和儿童 / 青少年的症状表现。每一章都包含2 ~ 5种流程，先通过一个介绍性的讨论部分来帮助读者理解这些症状的性质及所涉及的区域或年龄层的潜在病理生理学特征。对于每一个流程，都包含附加的内容以将信息引入临床实践：①与该流程相关的病例报告，提供真实的临床信息以证明它的正确应用；②使用标准方法进行决策树分支的彩色编码流程图；③每个框与信息的链接详细说明了临床决策的原因或诊断评估的方法；④最新的参考文献以支持临床信息。最后，包括罗马Ⅳ诊断标准和罗马Ⅳ社会心理警报问卷作为附录，帮助临床医生确定何时需要推荐转诊至心理健康咨询师。

4. **工作进展**　当然，我们认识到所有的临床工具都将有改进的空间。罗马基金会教育过程的基础从共识开始，然后进行验证。因此，我们鼓励反馈和批评，希望能根据这些信息改进我们的教育工具。另外，通过这些研究项目我们鼓励调查人员向基金会提出建议，在临床实践中帮助验证这些流程。现在，我们希望这个修订后的诊断工具将被证明是具有成本效益的和改善临床实践的有效方法，并最终改善患者的生活。

Douglas A. Drossman, MD
罗马基金会主席
罗马Ⅳ总主编
（彭丽华　译，杨　竞　校）

概述

John E. Kellow, MD

功能性胃肠病的诊断

功能性胃肠病（FGIDs）由多种因素引起，影响脑肠轴：肠黏膜和肠道菌群，肠神经系统及其外部神经连接，以及大脑内部和脊髓间的信号联系[1,2]。目前，生物心理社会的视角提供了最有力的支持病理生理学的框架。没有单一的生物标志，如黏膜组织学、心血管反应性、肠道渗透性、血液、粪便或基因标记能够解释这些症状，也不太可能成为这些疾病的诊断工具。因此，目前定义和诊断 FGIDs 仍然继续需要基于症状的标准，并补充生理学的和其他相关可用的检查。

罗马分类仍然是唯一标准化和国际公认的基于 FGIDs 症状的分类方法，包含了消化道的所有区域。在最新的更新中，FGIDs 的罗马Ⅳ诊断标准根据自上一版本以来能获得的新数据，进行了更新和改进。这些标准仍然是研究中使用的标准。罗马标准也大大增强了临床实践中对 FGIDs 的诊断。然而，由于缺乏可靠的生物标志物，许多临床医生很可能会继续拒绝对明确的 FGIDs 下正式诊断，不是将其分为“功能性的”，就是把各种不同的疾病和症状都诊断为“肠易激”。

对 FGIDs 的诊断不应仅仅被视为一种排除性诊断。对临床医生来说重要的是每种 FGID 的临床内容，即它与表现类似症状的其他疾病的关系——包括“器质性”疾病和已被认知的动力障碍性疾病。因此，诊断包含基于阶梯式决策的方法以便于从症状到诊断，确定其是疾病或综合征。一旦确诊阳性诊断，就会告知适当的治疗。因此，如*功能性烧心*的诊断可能导致试用内脏镇痛药物。*功能性胆囊疾病*的诊断可能提示是胆囊切除术的一个病例，*混合型 IBS* 的诊断可能会帮助合理使用泻剂和止泻剂。*功能性排便障碍*的诊断可能高度提示试用肛门直肠生物反馈治疗。

在临床实践中使用罗马标准也可以提高诊断效率，减少不必要的诊断程序和相关费用。这个标准使一个特定的诊断能够被传达给患者，也给肠胃科医生提供一个机会，告诉患者我们现在对这种特殊疾病病理生理学的理解，更明确地识别患者症状和他们可能的起源，加强医生和患者的联系，从而改善临床结果（如减轻症状的严重程度和减少就医）[3]。尽管基于症状的罗马标准的有效性需要进一步确认，应用因素分析和其他方法的流行病学研究已提供了支持离散综合征存在的证据，特别是肠易激综合征。

罗马基金会诊断流程

因为罗马标准是详细和精确的，所以在临床实践中它们的使用可能会耗费时间。和第 1 版流程一样，我们按罗马Ⅳ标准更新这一系列流程图的宏观目标是通过使罗马Ⅳ分类法在临床实践中得到更好的理解和应用，以提高临床医生对 FGIDs 的认识。具体的目标是使用标准化的、实用的（并且尽可能以证据为基础）诊断流程来显示 FGIDs 的全部症状谱，因此需要：①协助临床医生对这些疾病进行适当的识别；② FGIDs 放入临床环境和其他重要的区域性肠道疾病的情况需要在诊断过程中考虑；③来演示如何在很多情况下，可以根据阳性症状和其他标准诊断 FGIDs。

这些新的罗马Ⅳ流程解决了 27 种典型的症状表现，涵盖了基于标准的 FGIDs 的 6 个区域及每个区域中最常见、最重要的疾病。在此版中 18 个成人症状报告和 9 个儿童（儿童 / 青少年和婴儿 / 幼儿）症状报告作为最新的内容加入并讨论。因此，该流程不仅覆盖了胃肠病学广泛的鉴别诊断，对于其他重要的疾病，也在适当的部分介绍了最主要的信息。通过使用症状标准和适当的报警功能（红色“旗帜”）与明智的调查使用相结合，流程提供推荐这些特殊的 FGIDs 诊断途径。完整的 FGIDs 罗马Ⅳ分类法在附文中给出，流程覆盖的疾病在这个附文中以粗体显示的字体突出显示。

为什么要建立流程

流程已经被定义为“包含逻辑分支路径，允许将谨慎定义的标准应用于对一种疾病识别或对不同类型疾病进行分类的流程图”[4]。正如 Hadorn 指出，诊断实际上是一种分类和识别的形式。因此，临床诊断流程是一种使临床医生能够以有效和高效的方式处置特定临床表现患者的工具。临床诊断流程在英文文献中发表已超过40年，已成为继续医学教育可接受的一部分。但不幸的是，最近诊断流程已经偏离了包含“是 – 否”决策框的最佳流程格式，而朝向简单的描述性流程图。这是令人遗憾的，因为正确结构化流程图的主要优点被丢掉了，也就是说，这种流程图才是唯一适合正确传递临床推理过程条件逻辑的流程。流程相对于单调的教科书有助于读者更快地学习，更好地记忆和遵从指南和推荐意见。

流程的格式

本书中的流程格式主要遵循推荐的临床流程图的国际指南[5]。这种格式采用三种不同类型的框：①*临床状态框*（圆角矩形），描述最初的一个或多个临床症状，描述在流程过程中患者的状态或诊断；②*决策框*（在本书的例子中是一个六边形），提示一种诊断决策，带有“是”的入径和“否”的出径；③*动作框*（矩形），指定一种诊断（或治疗）动作。每个方框的连续数字表示通过流程的恰当流向或路径；这些数字也对应于注释中对每个框的相关解释。同时对注释也提供了相应参考文献。实线箭头表示推荐的路径，虚线箭头表示根据临床情况可接受的另一种可选择的路径。我们已经添加：①每个流程前面的病史作为“认知导引”，应用相关的流程来图解这个例子的恰当诊断流程；②关于胃肠道该区域的症状介绍。

我们的目标是确保流程符合一些出版物的需求属性，即有效性、再现性、可靠性、清晰性、临床适用性、临床灵活性、成本效益和适当的文件编制。在这里，*有效性*是指对可用证据的正确解释（内容和表面效度）；*再现性*是指根据同样的证据，另一个流程也会提出类似的建议；*可靠性*是指不同的用户会对流程进行类似的应用；*清晰性*是指应用精确的定义、明确的语言和标准的格式；*临床适用性*是指定义明确的目标人群和病例样本确认了通过流程的顺畅路径；*临床灵活性*是指流程识别异常的能力，并指出患者的偏好如何纳入决策制订；*成本效益*是指流程能够以可接受的成本进行有效的诊断；*适当的文件编制*是指尽管流程记录的是假设和方法，但仍有注释和参考文献推荐可用的证据。最后，流程中的不同元素需要最优的路径和布局以吸引视觉。

流程的内容

这个项目基本上总结了罗马Ⅳ书中包含的临床评估数据[6]。这些流程包括了只有在适合诊断过程的时候才使用的临床相关生理学试验。适用于临床实践的标准化调查、有望应用于临床实践的更新的或新兴的技术及可用临床研究技术之间的相互关系，是在许多流程中需要考虑的。它决定了如果一项调查对临床诊断和鉴别诊断并不是至关重要的，即使它在某些中心可以进行临床使用，但也不会包括在流程中。在这些实例中，注释标明了这些附加调查的实用性或缺少实用性。类似地，流程也不会讨论已讨论的上述状况的治疗，除非治疗试验或策略可以被视为诊断过程的一部分。

尤其是心理社会障碍，如心理压力、最近的环境压力及童年创伤会影响到 FGIDs 的发病、病程、严重程度和结果，这些心理社会障碍都是临床医生在转诊实践中看到和熟知的 FGIDs 患者。然而，心理社会标准目前还没有形成基于症状的标准，因为它们不是特异性地针对 FGIDs；由于这个原因，心理社会因素在诊断流程中并未特别提及。尽管如此，Levy 等[7]建议医生应该对患有 FGIDs 的患者进行简单的社会心理评估。理想情况下，这个评估应该包括对抑郁和焦虑、躯体化、健康信念和应对，以及疾病影响和健康相关生活质量（HRQOL）的评估。附文中包括的“功能性胃肠病罗马Ⅳ心理社会警报问卷”可以用于筛选目的。这种工具可以帮助识别那些可以从心理社会评估和其作为 FGIDs 治疗的一部分中获益的 FGIDs 患者。这些诊断流程的配套卷，罗马Ⅳ《功能性胃肠病多维度临床资料剖析》作为临床医生的助手帮助其选择恰当的治疗策略，包括心理社会的方法。

流程的局限性

重要的是要认识到本书中包括的临床流程图不能提及所有可能的临床情况或场景，因此只是一部指南。当然，最终的诊断取决于医生和患者。在注释中已经注意到有争议的区域或者替代诊断路径，即使这些没有在流程图中显示出来。

在诊断实践中，不同国家的地理差异可能限制了流程的国际化应用。任何一个诊断都有一套层次化的诊断技术，在设计该流程时，我们不保证一定是“级联”过程，即不同等级事件之间的连锁反应，前一种事件激发后一种事件。具体的技术由执业医生根据可用的资源排序[8]。本书中的流程主要针对北美、西欧和亚太地区的胃肠病学家。我们希望这些流程作为工具对临床胃肠病医生和进修学习人员具有培训价值，帮助他们对各种各样的 FGIDs 和其他相关的胃肠病做出确定的诊断。我要感谢作者们出色的贡献，还要感谢资深编委 Douglas A. Drossman，在他的专业帮助下我们完成了这个项目。我们相信随着新知识的出现，这些指南将需要修改。与此同时，我们相信这些流程应该会增强临床医生对 FGIDs 的认识，使 FGIDs 的诊断更显而易见，并改善临床结果。

（彭丽华　译，杨　竞　校）

参考文献

1. Boeckxstaens GE, Parkman HP, Lindberg G, Elsenbruch S, Sifrim D, Azpiroz F,Houghton L, Camilleri M. Fundamentals of neurogastroenterology: physiology/motility-sensation. In: Drossman DA, Chang L, Chey WD, Kellow J, Tack J, WhiteheadWE（eds）. Rome Ⅳ Functional Gastrointestinal Disorders—Disorders of Gut-Brain Interaction, 4th edition. Raleigh, NC: Rome Foundation, 2016; pp. 99–178.
2. Grundy D, Vanner S, Shea-Donohue T, Greenwood-Van Meerveld B, MaweGM,Verdú E, Wood JD. Fundamentals of neurogastroenterology: basic science. In: DrossmanDA, Chang L, Chey WD, Kellow J, Tack J, Whitehead WE（eds）. Rome Ⅳ FunctionalGastrointestinal Disorders—Disorders of Gut-BrainInteraction, 4th edition.Raleigh, NC: Rome Foundation, 2016; pp. 33–98.
3. Stewart M, Brown JB, Donner A, et al. The impact of patient-centered care on outcomes.J Fam

Pract 2000;49:796–804.
4. Hadorn DC. Use of algorithms in clinical guideline development. Clinical PracticeGuideline Development: Methodology Perspectives, 93–104. AHCPR Pub No.95–0009. Agency for Health Care Policy and Research: Rockville, MD: 1995.
5. Society of Medical Decision Making. Committee on Standardization of ClinicalAlgorithms. Proposal for Clinical Algorithm Standards. Med Decis Making1992;12:149–154.
6. Drossman DA, Chang L, Chey WD, Kellow J, Tack J, Whitehead WE （eds）. Rome Ⅳ Functional gastrointestinal Disorders—Disorders of Gut-Brain Interaction, 4th edition. Raleigh, NC: Rome Foundation, 2016.
7. Levy RL, Olden KW, Naliboff BD, et al. Psychosocial aspects of the functional gastrointestinaldisorders. Gastroenterology 2006;130:1447–1458.
8. Fried M, Quigley EMM, Hunt RH, et al. Are global guidelines desirable, feasible and necessary? Nature Reviews GastroenterolHepatol 2008;5:2–3.

注意：本书中所有药物的剂量都是医学文献中推荐的，并且与医学界普遍的临床实践相符合。按照推荐剂量将药物用于相应疾病时不需要食品与药品监督管理局（FDA）或其他国家监管机构的特殊批准。应查阅每种药物的说明书以明确 FDA 和其他监管机构所批准的使用方法和剂量。由于药物使用标准会发生变化，因此应实时了解修订后的推荐，对于新药尤其如此。

目　录

第一章

食管疾病

Ronnie Fass, MD
John E. Pandolfino, MD
Qasim Aziz, PhD
C. Prakash Gyawali, MD
Hiroto Miwa, MD, PhD
Frank Zerbib, MD, PhD

尽管胃肠道疾病的诊断方法有了很大的进展，仔细地采集临床病史对于有上消化道症状患者的病情评估仍然至关重要。大多数患有食管疾病的患者病情都较轻，无生命危险，通过细致全面的病史采集可以使很多患者得到有效和精确的治疗。鉴别出那些具有较高可能性患有潜在严重疾病的患者以确保其得到及时诊治也十分重要。作为病史的一部分，医生应该询问患者的饮食习惯及吸烟和饮酒史。一些患者只有在摄入过量食物时，尤其是晚上睡觉前工作过晚时才会出现症状。烧心、胸痛、吞咽困难和咽部异物感是四个主要的食管症状，分别与一种功能性食管疾病相关。

烧心（胃灼热）

烧心是最常见的食管源性症状，以胸骨后不适或烧灼感为特征，起源于上腹部，可向颈部放射[1]。烧心是一个间断性出现的症状，最常出现在进食60分钟内，运动过程中或平躺时。使用抗酸药或饮水后症状通常可缓解，但是会频繁发作，影响正常生活。在胃食管反流病（GERD）高发病率的背景下，当烧心是主要或唯一的症状时，对GERD的诊断具有很高的预测价值。由于烧心症状与GERD的相关性很强，因而在这种情况下，给予经验性的抗GERD治疗已经成为一种公认的治疗策略[2]。然而，“烧心”这个术语经常被误用，或与其他术语相混淆，如“消化不良”或“烧灼感”，需要临床医生阐明其本意。

胸痛

这是一种很常见的食管症状，其特征与心源性胸痛极其相似，因而在某些情况下，鉴别诊断非常困难。鉴于心源性胸痛潜在的发病率和死亡率，应在诊断食管源性胸痛之前仔细鉴别[3]。食管源性胸痛通常表现为胸部中间压迫性疼痛，向后背中间、手臂或下颌放射。食管源性胸痛的确切病因目前尚不清楚，但是若将其视为食管痉挛或食管收缩异常的表现，显然会过于简单。鲜有客观证据显示这些患者存在食管痉挛，也无法将轻微的食管收缩异常和胸痛发作联系起来。食管源性胸痛和心源性胸痛之所以很相似，可能是由于这两个器官受同一个神经丛支配，而位于食管壁的神经末梢对于刺激因素的辨别能力较弱[4]。食管扩张甚或是化学性刺激（如酸）时，经常被感知为胸痛[5,6]。实际上，和食管动力异常相比，胃食管反流是胸痛更为常见的一个原因[3]。

吞咽困难

超过30%的GERD患者有不同程度的吞咽困难。消化性狭窄、Schatzki环、蠕动功能障碍或食管炎相关的黏膜炎症均可导致吞咽困难。吞咽困难也可发生于无任何明确异常情况的病例中，这可能是由这类患者对食管蠕动过程中食团运动的感觉异常造成的。食管源性吞咽困难通常被描述为一种食物“黏附”于食管腔甚至长时间滞留在胸腔内的感觉。鉴别要点包括是仅进食固体食物时出现吞咽困难，还是进食液体或固体食物时均出现吞咽困难，是发作性还是持续性吞咽困难，以及是进行性还是静止性的吞咽困难。进食液体和固体均出现吞咽困难，提示食管动力异常如贲门失弛缓症[7]。仅在进食固体食物时出现吞咽困难则提示存在结构异常，如狭窄、Schatzki环或肿瘤；这种情况必须进一步检查。发作性吞咽困难提示食管腔只有轻微的损伤。患者往往会描述一个全或无的现象，要么他们没有食物吞咽不畅的感觉，要么感觉食物完全梗阻甚至液体反流。进行性固体食物吞咽困难是一个不良征兆，尤其是伴有体重减轻，这是食管癌的典型表现。众所周知，患者对食管中食物滞留部位的感知是不准确的。大约30%的远端食管梗阻被感知为颈段食管吞咽困难，经常促使其进行口咽部吞咽障碍的评估。在这种情况下，由于缺乏通常与口咽部吞咽困难相关的伴随症状，如误吸、鼻咽部反流、咳嗽、流涎或明显的神经肌肉损伤，通常认为食管是病变部位。

癔球感

这种症状也被称为“梅核气”，是指无论吞咽与否，咽喉部均有哽噎或充满的感觉[8]。虽然这些患者经常被转诊进行吞咽困难的评估，但实际上癔球感通常可通过吞咽动作得到缓解。正如其另一个名称（梅核气）所述那样，癔球感通常发生在焦虑或强迫性障碍情况下[9]。尽管在科学文献中没有被广泛提及，但临床经验提示大部分患者的症状是由GERD引起的[10]。

病例 1-1　PPI 治疗后复发性烧心

病史

患者女性，40 岁，因“顽固性烧心 2 年”来诊。主诉烧心 2 年（图 1-1，框 1）。患者诉几乎每天（主要在白天）都会出现胸骨后烧灼感。2 年前开始出现症状时，上消化道内镜检查（EGD）未发现任何食管黏膜破损，食管活检正常（框 2，框 3）。给予几种单剂量和双倍剂量的质子泵抑制剂（PPI），烧心均无明显改善。PPI 治疗的依从性和给药次数是足够的。

由于内镜检查阴性，且无 GERD 诊断证据，患者被安排进行 24 小时阻抗 -pH 监测（框 5）。结果显示停用 PPI 状态下 24 小时阻抗 -pH 监测无明显异常（总酸暴露时间为 1.5%）。虽然在监测期间患者报告了 2 次烧心发作，但症状相关性分析不能证明患者报告的烧心发作与反流事件之间有任何相关性（框 8）。高分辨率食管测压证明无明显异常（框 11）。最终诊断为功能性烧心（框 13）。

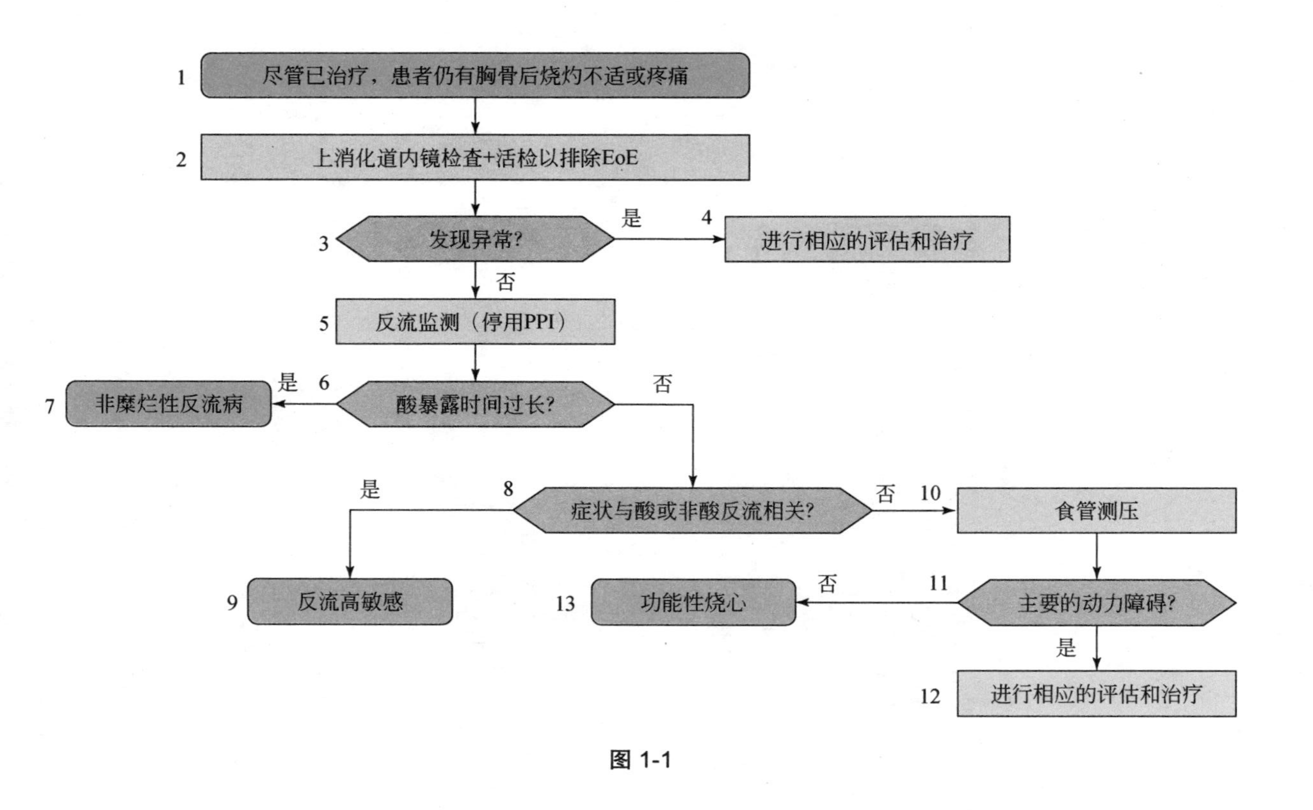
1
尽管已治疗，患者仍有胸骨后烧灼不适或疼痛
2
上消化道内镜检查+活检以排除EoE
3
发现异常?
是
4
进行相应的评估和治疗
否
5
反流监测（停用PPI）
6
酸暴露时间过长?
是
7
非糜烂性反流病
否
8
症状与酸或非酸反流相关?
是
9
反流高敏感
否
10
食管测压
11
主要的动力障碍?
是
12
进行相应的评估和治疗
否
13
功能性烧心

图 1-1

图 1-1　注释

1. 烧心是指起源于上腹部并间歇性向胸骨后放射的烧灼样疼痛或不适感。难治性 GERD 或 PPI 治疗失败被定义为在 2 个月内给予 PPI 至少 2 次 / 日，症状无法完全缓解。
2. 建议 50 岁以上的烧心患者行内镜检查筛查巴雷特（Barrett）食管，并在那些具有报警症状的患者中排查严重黏膜损伤和（或）肿瘤。如果初始 PPI 治疗不能缓解症状，在最终诊断功能性烧心之前，应确保所有患者进行内镜检查以排除其他原因，如嗜酸性粒细胞性食管炎（EoE）和其他非消化性原因[11]。
3. 上消化道内镜检查和（或）活检病理发现黏膜异常后该流程结束。
4. 根据内镜或病理结果进行治疗，不需要进一步排查功能性烧心或反流高敏感。
5. 如果上消化道内镜检查和活检无明显异常，应考虑行无线 pH 胶囊或阻抗 -pH 监测。这些检查应在停用 PPI 至少 1 周后进行[12]。
6. 在 pH 探针研究中 pH ＜ 4 的时间＞ 4.2%，或在无线 pH 胶囊中 pH ＜ 4 的时间＞ 5.3%时，即提示异常酸暴露。
7. 食管酸暴露异常，但上消化道内镜检查正常，可诊断为非糜烂性反流病（NERD）。对于 PPI 2 次 / 日治疗的患者，虽然一些权威人士采用不同的食管酸暴露正常值，但大多数人采用注释 6 中所述的同一个正常值。
8. 食管酸暴露症状相关性分析由症状指数（≥ 50%为阳性）和症状相关概率（≥ 95%为阳性）确定。症状相关概率（symptom association probability，SAP）是一个统计学检测，用来判断反流事件发生 2 分钟内同时出现症状是由于巧合还是可能两者存在关联。SAP ＞ 95%，$P < 0.05$ 表示两者存在相关性。尽管一些中心使用症状指数（symptom index，SI）来评估症状 – 反流的相关性，但该参数尚未得到验证[13]。
9. 如果内镜检查和 pH 监测正常，而任何症状指数均为阳性，则诊断为反流高敏感。
10. 为了排查主要的食管动力障碍性疾病，食管测压是必需的。例如，有报道显示贲门失弛缓症患者中烧心的发生率高达 35%。然而，在仅有烧心且上消化道内镜检查阴性的患者中，发现主要的食管动力障碍性疾病的可能性相对较小。
11. 主要的食管动力障碍性疾病包括贲门失弛缓症，食管胃结合部流出道梗阻，远端食管痉挛，蠕动缺失和 jackhammer 食管。
12. 发现主要的动力障碍性疾病则结束对患者的评估。
13. 功能性烧心是指胸骨后烧灼样不适或疼痛，在给予优化的抑酸治疗后症状仍无缓解，无胃食管反流或嗜酸性粒细胞性食管炎导致该症状的证据，且无主要的食管动力障碍性疾病。

病例 1-2　GERD 患者 PPI 治疗后复发性烧心

病史

患者男性，48 岁，有长期胃食管反流症状和上腹部烧灼感，为了进一步评估而转诊（图 1-2，框 1）。给予 PPI 治疗，但患者仍有症状。进一步行上消化道内镜检查显示 LA-C 级食管炎和 3cm 的食管裂孔疝，很轻微的胃炎，且活检未发现幽门螺杆菌。给予奥美拉唑 20mg 2 次 / 日后，复查内镜评估食管炎愈合情况并排查 Barrett 食管（框 2）。内镜检查提示食管炎完全愈合，但其症状没有缓解，仍诉持续的烧心和上腹不适，患者被迫停止其行政管理工作。其就诊于当地一位消化专科医生，并做了许多检查，包括腹部超声和腹部 CT 扫描，均正常。患者继续按需服用奥美拉唑 20mg 2 次 / 日和盖胃平。患者没有其他重要的既往史或家族史；既往无精神病史。

为了进一步评估其残留症状，该患者进行了 24 小时多通道腔内阻抗监测和食管测压（框 5）。其高分辨率食管测压是正常的，且食管蠕动正常（框 10）。食管上括约肌（UES）、食管下括约肌（LES）压力均在正常范围内。UES、LES 松弛适度。

在 PPI 治疗期间进行的 24 小时多通道腔内阻抗监测显示食管下段的酸暴露水平正常（1.6%，< 4.2% 为正常）。反流事件次数为 32 次，在正常范围内（其中酸反流 11 次，非酸反流 21 次，< 57 次为正常）。有 12 次胸痛，42 次烧心，3 次上腹痛发作。在 42 次烧心发作中，32 次与酸反流和非酸反流相关。烧心的反流症状指数和反流症状相关性概率为阳性。

反流监测检查支持 GERD 与反流高敏感重叠的诊断（框 9）。

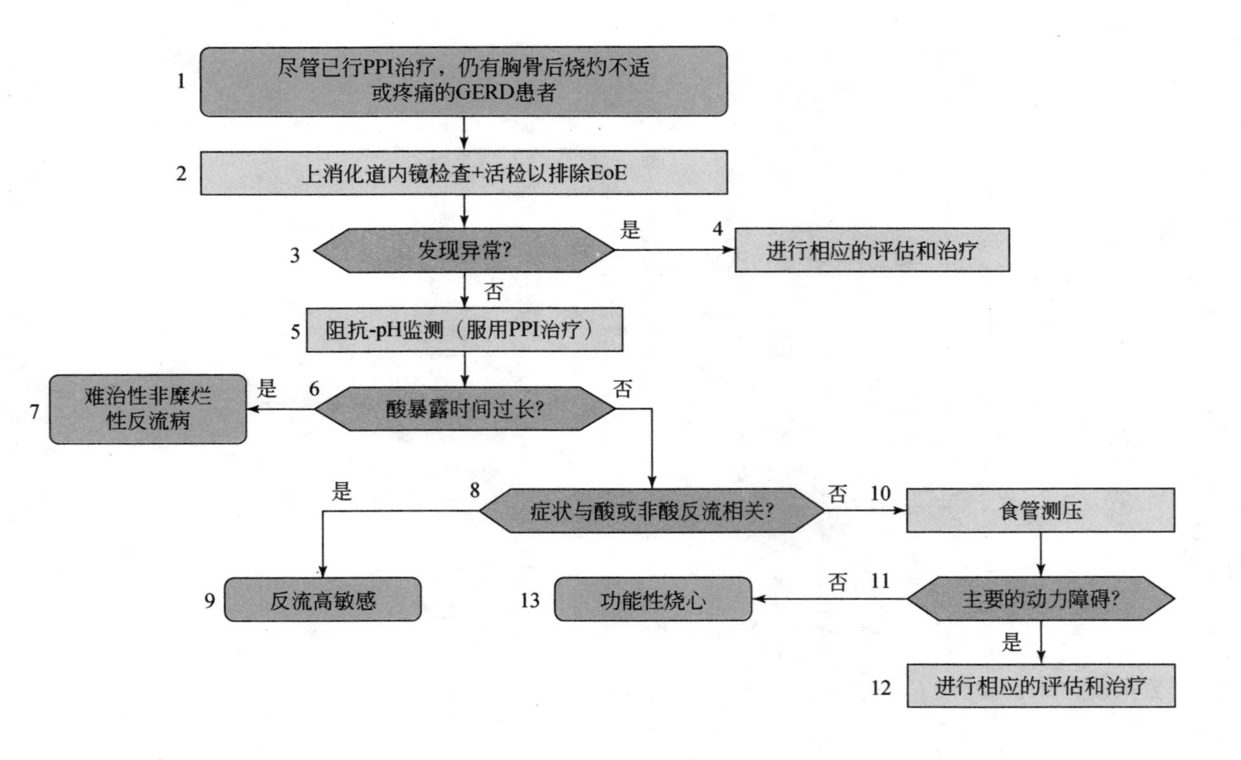

1
尽管已行PPI治疗，仍有胸骨后烧灼不适
或疼痛的GERD患者
2
上消化道内镜检查+活检以排除EoE
3
发现异常?
是
4
进行相应的评估和治疗
否
5
阻抗-pH监测（服用PPI治疗）
6
酸暴露时间过长?
是
7
难治性非糜烂
性反流病
否
8
症状与酸或非酸反流相关?
是
9
反流高敏感
否
10
食管测压
11
主要的动力障碍?
是
12
进行相应的评估和治疗
否
13
功能性烧心

图 1-2

图 1-2　注释

1. 烧心的特征为起源于上腹部并间歇性向胸骨后放射的烧灼样疼痛或不适感。在临床工作中，经过仔细问诊发现，许多难治性烧心患者实际上有上腹部烧灼感或咽喉痛。难治性 GERD 或 PPI 治疗失败被定义为在 2 个月内给予 PPI 至少 2 次 / 日，症状无法完全缓解。
2. 在烧心患者中，包括上文提到的先前上消化道内镜检查阳性或内镜检查阴性而酸暴露阳性，诊断为 GERD 的患者，需进行上消化道内镜检查以排除难治性食管炎或其他诊断如嗜酸性粒细胞性食管炎和其他非消化性原因。
3. 尽管给予优化的抑酸治疗，仍有持续糜烂性食管炎（LA-B 级或更严重）的患者应作为难治性 GERD 予以治疗。其他食管黏膜异常，如嗜酸性粒细胞性食管炎（EoE）也应该予以相应治疗。
4. 给予双倍剂量 PPI，仍有糜烂性食管炎的患者，应考虑其依从性。此外，应进一步加强抗反流治疗。对于这例患者，药物治疗期间进一步行反流诊断试验是没有必要的，除非患者需要更积极的抑酸治疗和（或）手术。
5. 内镜检查阴性且没有 EoE 或其他非消化性原因证据的患者在接受药物治疗期间，应进行阻抗 -pH 动态反流监测。该技术在此时的作用是为了评估 PPI 失效的机制（弱酸反流、残余酸反流、功能性烧心或反流高敏感）。
6. 关于双倍剂量 PPI 下的异常食管酸暴露的阈值没有一致意见，但是大多数评估者以 pH ＜ 4 的时间＞ 4.2% 为标准范围。在没有相关阳性症状出现的情况下，异常弱酸反流的临床意义尚不清楚[14]。
7. 大多数双倍剂量 PPI 未能改善症状的 GERD 患者往往是 NERD。只有少数为糜烂性食管炎。因此，尽管内镜检查正常，PPI 2 次 / 日治疗无法缓解症状的 GERD 患者的表型尚不清楚（愈合期糜烂性食管炎或难治性 NERD），但从流行病学来看，可能是难治性 NERD。
8. 症状相关性分析由 SI（≥ 50% 为阳性）和 SAP（≥ 95% 为阳性）确定。酸反流和弱酸反流事件均需评估。
9. 如果其中一个症状指数为阳性，则该患者诊断为反流高敏感与 GERD 重叠。在这种情况下，有证据表明，在已证实为 GERD（糜烂性食管炎 / 酸暴露阳性）的前提下， pH 或阻抗 -pH 监测食管酸暴露正常的患者，其症状是由反流事件引起的。
10. 食管测压可用于排查主要的食管动力障碍。功能性烧心和反流高敏感的诊断需排除主要的动力障碍。
11. 主要的动力障碍性疾病包括贲门失弛缓症，食管胃连接部流出道梗阻，远端食管痉挛，蠕动缺失和 jackhammer 食管。
12. 如果诊断主要的动力障碍性疾病，则针对动力障碍予以进一步评估和治疗。

13. 如果上述检查均为阴性，则患者诊断为功能性烧心与GERD重叠。功能性烧心是指在已证实为GERD（食管炎/酸暴露阳性）的背景下的胸骨后烧灼样不适或疼痛，给予优化的抑酸治疗症状仍无缓解，无胃食管反流或嗜酸性粒细胞性食管炎导致该症状的证据，且无主要的食管动力障碍性疾病。

病史

一位 72 岁退休女教师经其心血管病医生推荐就诊于消化专科医生。在过去 2 年，患者多次出现严重的胸骨后疼痛，并向下颌和左臂放射（图 1-3，框 1）。在出现胸痛症状之前，患者一向体健，很少出现健康问题。22 岁时曾行阑尾切除术，52 岁时因子宫肌瘤行子宫切除术。

胸痛平均每周发作 2 次，但发作频率变化很大。疼痛的发作与运动、进食或体位无明显相关性。在胸痛发作期间或间歇期都没有吞咽困难。患者在一家大型综合医院的冠心病监护室住院 3 次，均未发现心肌缺血或梗死的证据（框 4）。冠脉造影显示冠状动脉正常（框 5）。运动试验阴性。在就诊于胃肠病医生之前，给予奥美拉唑 40mg 2 次 / 日的试验性治疗（框 8）。6 周后，患者症状仍未改善。

消化专科医生给其进行了上消化道内镜检查，内镜下可见正常的鳞状 – 柱状上皮交界，位于膈肌压迹上方约 1cm 处（框 11）。进一步的食管测压及 24 小时食管 pH 监测显示蠕动正常、LES 功能正常和生理性的酸暴露（pH ＜ 4 的时间＜ 4.2%）（框 14）。在 24 小时监测期间，没有胸痛发作，因此症状相关性概率为阴性。最后患者诊断为功能性食管源性胸痛可能（框 17）。

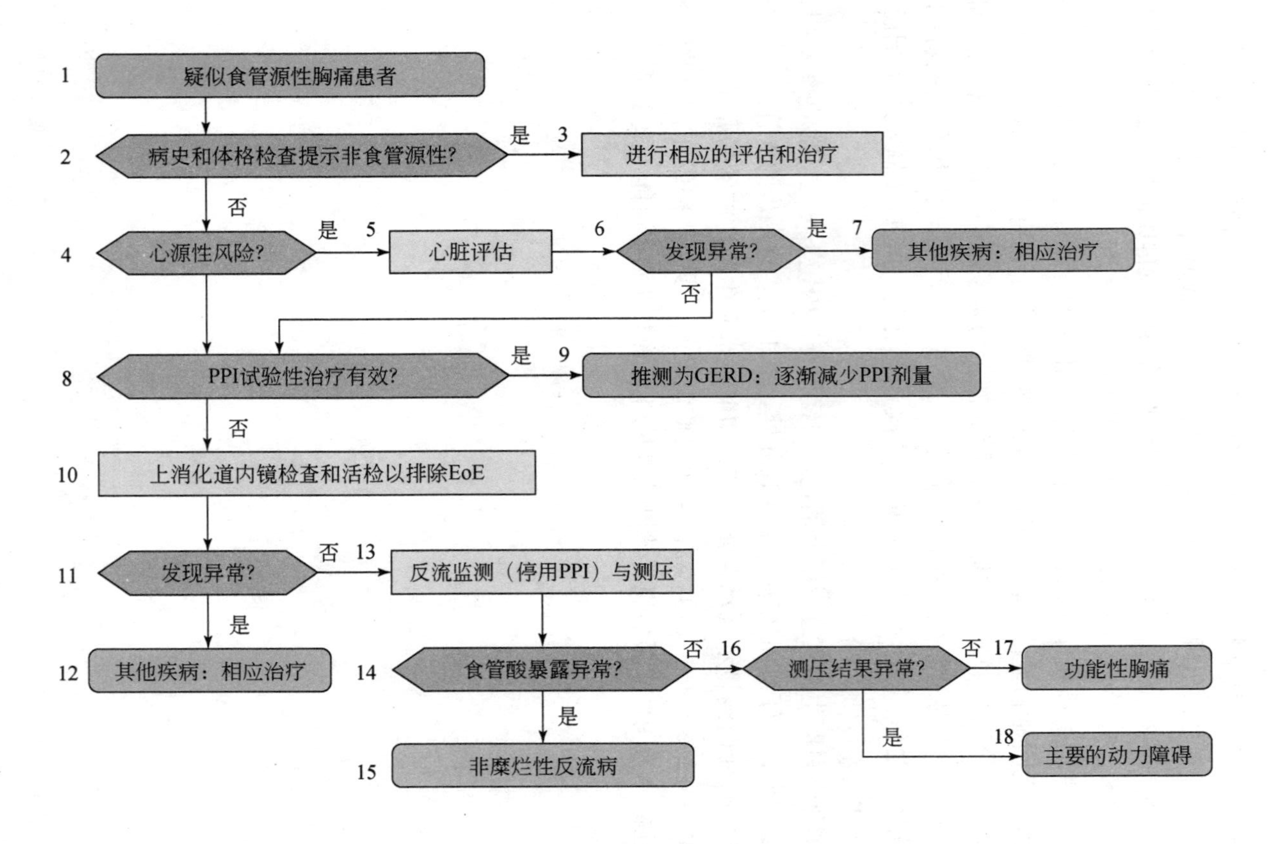
1
疑似食管源性胸痛患者
2
病史和体格检查提示非食管源性?
是
3
进行相应的评估和治疗
否
4
心源性风险?
是
5
心脏评估
6
发现异常?
是
7
其他疾病：相应治疗
否
8
PPI试验性治疗有效?
是
9
推测为GERD：逐渐减少PPI剂量
否
10
上消化道内镜检查和活检以排除EoE
11
发现异常?
否
13
反流监测（停用PPI）与测压
是
12
其他疾病：相应治疗
14
食管酸暴露异常?
否
16
测压结果异常?
否
17
功能性胸痛
是
18
主要的动力障碍
是
15
非糜烂性反流病

图 1-3

图 1-3　注释

1. 食管源性胸痛典型的描述为向后背中央放射的胸骨后疼痛，可以是一种沉重的感觉，近似心源性胸痛。也可向下颌部和左臂放射。
2. 采集病史和体格检查时，应该注意寻找有无骨骼肌肉系统、呼吸系统或神经源性胸痛的证据。
3. 如果与胸痛相关的其中一种典型诊断（如肋软骨炎、心包炎或惊恐障碍等）确立，则终止对功能性食管源性胸痛的评估。
4. 重要的是在进行食管评估之前要考虑到潜在心脏疾病的风险。这并不意味着总是需要心脏科会诊，但即使存在丝毫的怀疑，最好还是谨慎一些。
5. 依据症状特点和危险因素，相关的心脏评估可能包括运动负荷试验、动态心电图监测和冠状动脉造影。
6. 如果心源性胸痛诊断成立，则终止对功能性食管源性胸痛的评估。
7. 虽然某些其他心脏病也可能解释胸痛的原因，但最常见的两种是冠状动脉疾病和心包炎。
8. 怀疑为反流相关性胸痛的患者，可给予 PPI 2 次 / 日试验性治疗 8 周[15]。
9. 如果 PPI 治疗可以使胸痛得到令人满意的改善，或是完全缓解，则可能诊断为 GERD，因此，将终止对功能性食管源性胸痛的评估。一般来说，一旦达到满意的疗效，PPI 剂量应逐渐减少至仍能得到满意疗效的最低剂量。PPI 试验性治疗无效的患者应行上消化道内镜检查。
10. 如果在内镜检查时发现任何肉眼可见的异常，如 Barrett 食管、溃疡、感染、嗜酸性粒细胞性食管炎，或伴有吞咽困难症状，则应进行活检。

11, 12. 若内镜检查发现一个可以引起疼痛的食管病变，则终止对功能性食管源性胸痛的评估。食管源性胸痛最常见的原因是 GERD，也可能有其他原因，如腐蚀性灼伤、感染或药物所致的食管炎。糜烂性食管炎的洛杉矶分级是基于食管远端肉眼可见的黏膜损伤及其范围 / 程度。LA-A 级是最轻度的，仅有局限于食管上皮一个皱襞内的黏膜破损（$< 5mm$），而 LA-D 级是最严重的，黏膜破损接近于全周。

13. 在进行 pH 或阻抗 -pH 监测前需停用 PPI 7 天，以达到对食管酸暴露的有意义的评估，并确保最大可能地观察到胸痛发作和反流事件之间的阳性关联[16]。食管测压通常在阻抗 -pH 监测之前进行，以确保阻抗 -pH 探针的正确放置。一次就诊期间可以反复多次进行完整的食管测压评估。如果发现了主要的动力障碍，应当进行适当治疗，且可以避免动态反流监测。如果条件允许，高分辨率食管测压是更好的，因为其识别动力障碍更为敏感。
14. 尽管各个中心的数值略有不同，但异常食管酸暴露的截断值通常为$< 4.2\%$。通常情况下是分析症状相关性，但是重点应关注停药后监测的酸暴露水平。

15. 内镜检查正常，但食管酸暴露异常的患者，可诊断为非糜烂性反流病（NERD）。食管酸暴露正常但症状指数阳性的那些患者，应诊断为反流高敏感。NERD 伴有食管测压异常的患者非常罕见，应首先考虑动力异常是由胃食管反流引起的。
16. 如果胸痛的原因不是胃食管反流，则应行食管测压排查主要的动力障碍。有轻微的动力障碍并不能排除功能性胸痛的诊断。
17. 功能性胸痛的罗马Ⅳ*诊断标准** * *必须包括以下所有条件：*
    （1）胸骨后疼痛或不适 **
    （2）无烧心和吞咽困难等与食管相关的症状
    （3）无胃食管反流或嗜酸性粒细胞性食管炎导致该症状的证据
    （4）无主要的食管动力障碍性疾病 †
    * 诊断前症状出现至少 6 个月，近 3 个月符合以上诊断标准，且症状出现频度为至少每周 1 次[17]
    ** 必须排除心源性胸痛的诊断
    † 指贲门失弛缓症 / 食管胃连接部（EGJ）流出道梗阻，弥漫性食管痉挛，jackhammer 食管，蠕动缺失
18. 主要的动力障碍性疾病包括贲门失弛缓症，食管胃连接部流出道梗阻，远端食管痉挛，蠕动缺失和 jackhammer 食管。

病例1-4 反复发作的吞咽困难

病史

一位35岁男性患者在过去2年里出现胸骨切迹区食物黏附的感觉（图1-4，框1）。这种感觉每周出现2次或3次，在进食固体食物尤其是面包等干燥的食物时出现。症状出现频率增加，但无体重减轻。无咳嗽，其他口咽部症状或误吸（框2～框4）。患者非常担心患有食管癌，因为其祖父死于食管癌。烧心非常少见，出现烧心时患者会使用抗酸药。

患者的初级保健医生（PCP）对其进行了评估，记录了无口咽症状且口咽部检查正常（框2～框4）。该患者先前没有食物嵌塞史，也没有过敏性疾病如哮喘或过敏性鼻炎。患者有焦虑症，曾接受抗焦虑治疗，目前未服用抗焦虑药。体格检查正常。该患者被转诊至消化科进行上消化道内镜检查及活检，以评估可以解释吞咽困难症状的黏膜或器质性疾病（框4，框5）。

上消化道内镜检查及活检都是正常的（框4，框5）。因患者偶有烧心，所以给予4周的PPI试验性治疗（框7，框8），但仍有吞咽困难。继续以每日2次的剂量治疗4周，仍有症状（框9）。进一步行高分辨率食管测压（框11，框12），也是正常的。最后诊断功能性吞咽困难（框14）。

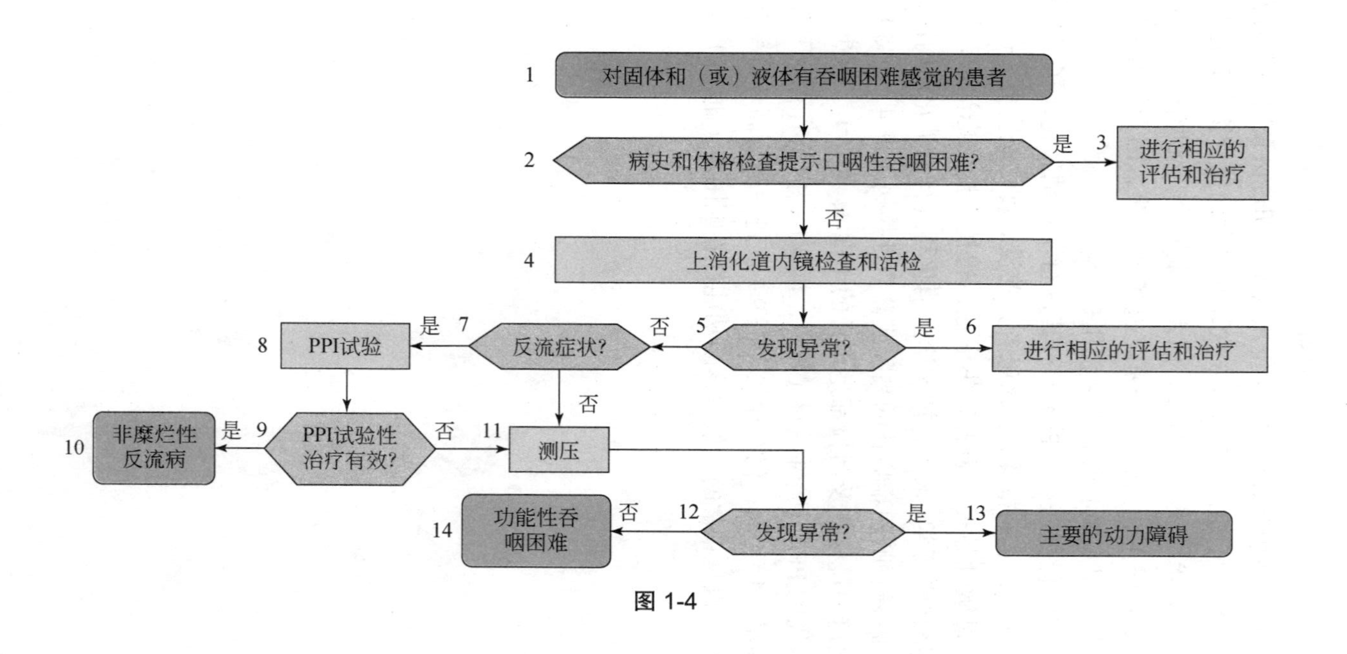
1
对固体和（或）液体有吞咽困难感觉的患者
2
病史和体格检查提示口咽性吞咽困难?
是
3
进行相应的评估和治疗
否
4
上消化道内镜检查和活检
5
发现异常?
是
6
进行相应的评估和治疗
否
7
反流症状?
是
8
PPI试验
9
PPI试验性治疗有效?
是
10
非糜烂性反流病
否
11
测压
12
发现异常?
是
13
主要的动力障碍
否
14
功能性吞咽困难

图 1-4

图 1-4　注释

1. 功能性吞咽困难的表现可以与器质性食管病变（如食管狭窄和嗜酸性粒细胞性食管炎）的吞咽困难相同，表现为食物黏在胸骨后的感觉[18]。
2. 采集病史和体格检查是为了确定吞咽困难是来源于口咽部还是食管，并且依据病史特点鉴别病因。
3. 出现口咽部吞咽困难的特征（症状出现在吞咽 1 秒内，定位在咽喉，吞咽时伴有咳嗽 / 误吸），提示需进行口咽部的评估和治疗。
4. 上消化道内镜检查及活检可用于评估吞咽困难的结构、黏膜和炎症性原因，以排除食管疾病如嗜酸性粒细胞性食管炎和淋巴细胞性食管炎。
5. 排除了结构、黏膜和炎症性病因后，应仔细评估患者是否具有反流性疾病的典型或非典型症状。有时吞咽困难可以是反流性疾病的唯一症状[19]。
6. 如果确定为结构性、黏膜或炎症性病变，则给予相应的治疗。
7. 若怀疑有反流性疾病基础，则给予 PPI 试验性治疗。
8. 起初可给予标准剂量 PPI 1 次 / 日的试验性治疗 2 个月。如果单剂量 PPI 的疗效欠佳，则可考虑将 PPI 剂量增加至每日 2 次继续治疗 2 个月。

9, 10. PPI 治疗有效的患者，推测其症状是由非糜烂性反流病引起。然后将 PPI 逐步减量至可控制症状的最低有效剂量。

11. 如果 PPI 治疗无效或疗效欠佳，或怀疑反流不是引起症状的原因，则应行高分辨率食管测压（如无条件，可行传统食管测压）。如果以前未行内镜检查，通常在食管测压之前应行上消化道内镜检查及活检。存在多种或严重合并症的患者不适合行食管测压，可考虑钡餐检查。

12, 13. 若高分辨率食管测压发现了主要的食管动力障碍（贲门失弛缓症，食管胃连接部流出道梗阻，远端食管痉挛，jackhammer 食管或蠕动缺失），确定了引起症状的动力机制。然后可以给予相应的治疗[20]。

14. 测压正常或存在微小动力异常包括无效的食管运动、片段蠕动，均可诊断为功能性吞咽困难。如果高分辨率食管测压正常或未发现导致该症状的动力机制，患者的吞咽困难无法用结构、黏膜或动力异常来解释。这符合功能性吞咽困难的罗马Ⅳ诊断标准。

病例 1-5　持续咽部异物感（咽喉哽噎感）

病史

一位 45 岁女性因咽喉部哽噎感而咨询其全科医生（图 1-5，框 1）。这种症状间断出现约 1 年，但在近 2 个月内程度加重。吞咽是正常的，无疼痛，且实际上进食时症状减轻（框 4）。但患者感觉有东西卡在咽喉中。患者有轻度高血压，经利尿药治疗控制良好，除此之外患者是健康的。很少有烧心症状。

全科医生检查了患者的颈部、咽喉和口腔，但未发现异常。未触及包块及肿大淋巴结，甲状腺无肿大。患者无其他报警症状，如体重减轻，且最近的实验室检查显示无贫血。全科医生认为患者有些焦虑，出现哽噎感与压力有关。患者诉最近确实有很大压力，因为其丈夫被诊断为结肠癌并需要手术。全科医生认为这可能是一种功能性疾病；他将患者转诊至耳鼻喉（ENT）专科进行喉镜检查，并尽量安慰患者这不是癌症。

专科检查包括鼻喉镜检查均未发现任何异常（框 8, 框 9）。由于患者有烧心症状，给予 PPI 试验性治疗 4 周（框 11, 框 12）。但无法改善哽噎感。PPI 增加至双倍剂量，症状仍无改善。该患者被转诊至消化科行进一步的检查。高分辨率食管测压和阻抗 -pH 监测（停用 PPI）均无明显异常（框 14 ~ 框 17, 框 19, 框 20）。故诊断为癔球症（框 22）。

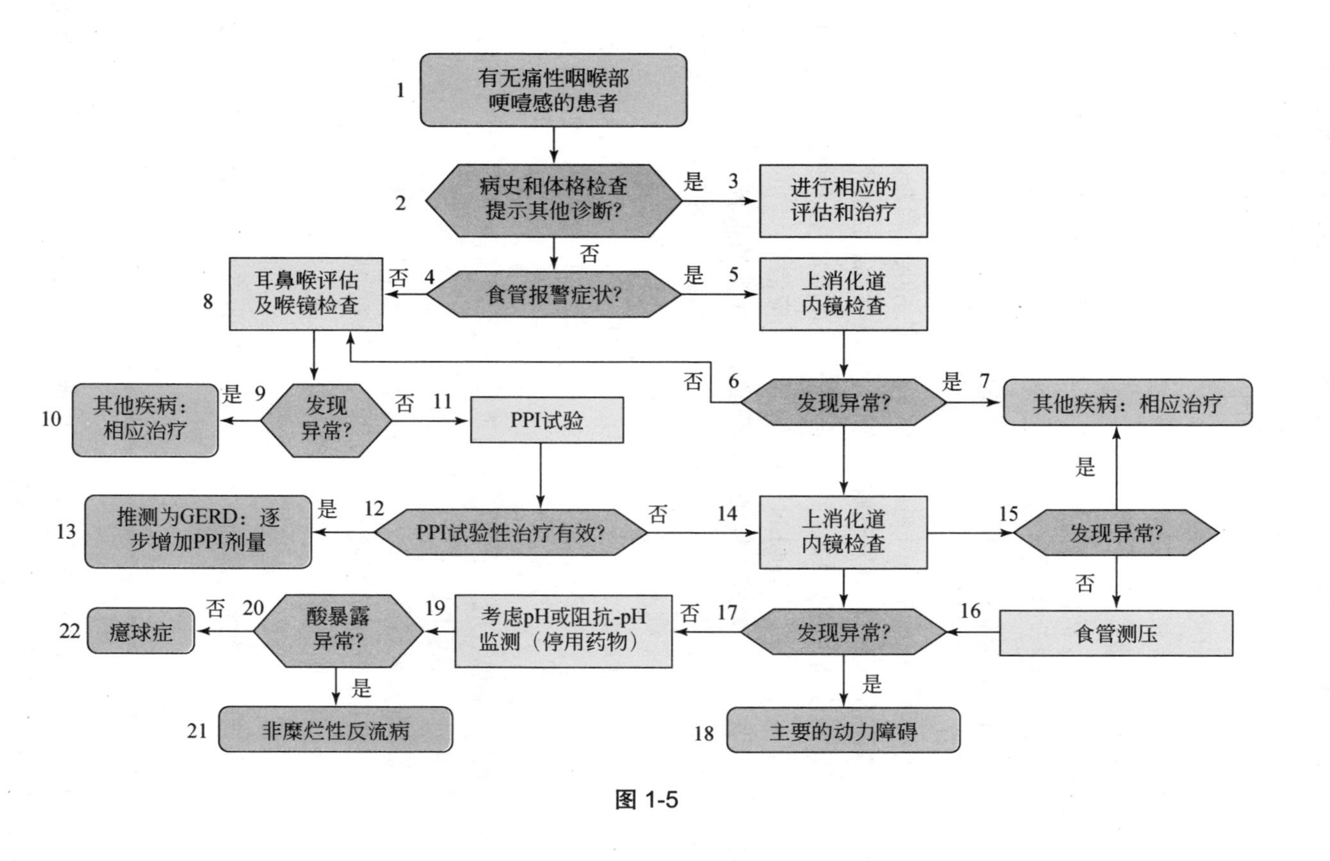

1
有无痛性咽喉部哽噎感的患者
2
病史和体格检查提示其他诊断?
是
3
进行相应的评估和治疗
否
4
食管报警症状?
是
5
上消化道内镜检查
否
8
耳鼻喉评估及喉镜检查
6
发现异常?
是
7
其他疾病：相应治疗
否
9
发现异常?
是
10
其他疾病：相应治疗
否
11
PPI试验
12
PPI试验性治疗有效?
是
13
推测为GERD：逐步增加PPI剂量
否
14
上消化道内镜检查
15
发现异常?
是
否
16
食管测压
17
发现异常?
是
18
主要的动力障碍
否
19
考虑pH或阻抗-pH监测（停用药物）
20
酸暴露异常?
是
21
非糜烂性反流病
否
22
癔球症

图 1-5

图 1-5　注释

1. 癔球症与吞咽困难的区别在于它在吞咽间期出现且可通过吞咽改善。
2. 病史和体格检查可以发现外伤、肿块或炎症等可能解释症状的证据。
3. 若发现足以解释症状的另一种诊断（如甲状腺肿大），则可排除癔球症的诊断，并且应给予相应的治疗。
4. 如果患者出现报警症状 / 体征，如吞咽困难、咽痛、贫血、体重减轻或早饱，应进行上消化道内镜检查。
5. 上消化道内镜检查及活检可评估引起癔球感的结构、黏膜和炎症性原因。

6, 7. 梗阻性病变可能与癔球症有关，但发现梗阻性病变，将排除功能性癔球症的诊断。若发现异位胃黏膜，也将排除功能性癔球症的诊断，并且可以考虑消融治疗。

8. 无食管报警症状的患者应行耳鼻喉（ENT）评估和喉镜检查。

9, 10. 若 ENT 评估 / 喉镜检查发现解剖异常（如良性或恶性肿瘤），则排除功能性癔球症的诊断。如果 ENT 评估期间怀疑 GERD，患者可能要接受 PPI 试验性治疗（框 11），其他 ENT 疾病应给予相应治疗。

11, 12. 喉镜检查肉眼未发现炎性肿物病变或结构异常的患者应进行 2 ~ 4 个月的 PPI 试验性治疗，因为 GERD 可能与癔球感相关。尽管不知道最佳剂量，但是可以逐步增加至标准剂量的 2 倍以确定是否可以改善症状。

13. PPI 治疗有效的患者推测诊断为 GERD，且 PPI 应该逐步减至最低有效剂量。对于需要长期 PPI 治疗的患者，如果早期评估未行内镜检查，则应行内镜检查。
14. PPI 治疗无效的患者应行上消化道内镜检查（如果尚未进行），以排除解剖病变或炎症性疾病如 EoE。
15. 如果内镜检查发现解剖异常，应进行相应治疗。然而，应该慎重考虑该解剖异常是否可以解释患者的癔球感。如果不能解释，则应进一步行食管测压。
16. 食管测压可用于排查主要的动力障碍，如果诊断主要的食管动力障碍（如贲门失弛缓症，EGJ 流出道梗阻，远端食管痉挛，jackhammer 食管或蠕动缺失），则排除癔球症的诊断。此外，在适当的临床情况下可以考虑行反流试验。
17. 动力正常或存在微小动力异常如无效的食管运动、片段蠕动、高压蠕动的情况下，可以诊断癔球症。
18. 如果对主要的食管动力障碍的治疗可以改善食团推进，则相关的癔球感亦可能得以改善。

19 ~ 21. 如果强烈怀疑难治性 NERD，可以考虑行反流试验；然而，对于症状不典型、PPI 治疗无效的患者，反流试验阳性的可能性小于 1%。

22. 按照罗马Ⅳ诊断标准，无口咽、喉或食管的结构或炎症性病变，PPI 治疗无效，且无主要的食管动力障碍证据的患者可以诊断为癔球症。

（王艳芝　译，彭丽华　校）

参考文献

1. Vakil N, van Zanten SV, Kahrilas P, et al. The Montreal definition and classification of gastroesophageal reflux disease: a global evidence-based consensus. Am J Gastroenterol 2006;101:1900–1920.
2. Hershcovici T, Fass R. Pharmacological management of GERD: where does it stand now? Trends Pharmacol Sci 2011;32:258–264.
3. Voskuil JH, Cramer MJ, Breumelhof R, et al. Prevalence of esophageal disorders in patients with chest pain newly referred to the cardiologist. Chest 1996;109:1210–1214.
4. Fass R, Tougas G. Functional heartburn: the stimulus, the pain, and the brain. Gut 2002;51:885–892.
5. Broekaert D, Fischler B, Sifrim D, et al. Influence of citalopram, a selective serotonin reuptake inhibitor, on oesophageal hypersensitivity: a double-blind, placebo- controlled study. Aliment Pharmacol Ther 2006;23:365–370.
6. Fass R, Naliboff B, Higa L, et al. Differential effect of long-term esophageal acid exposure on mechanosensitivity and chemosensitivity in humans. Gastroenterology 1998;115:1363–1373.
7. Chen CL, Orr WC. Comparison of esophageal motility in patients with solid dysphagia and mixed dysphagia. Dysphagia 2005;20:261–265.
8. Ali KH, Wilson JA. What is the severity of globus sensation in individuals who have never sought health care for it? J Laryngol Otol 2007;121:865–868.
9. Deary IJ, Wilson JA, Kelly SW. Globus pharyngis, personality, and psychological distress in the general population. Psychosomatics 1995;36:570–577.
10. Locke GR 3rd, Talley NJ, Fett SL, et al. Prevalence and clinical spectrum of gastroesophageal reflux: a population-based study in Olmsted County, Minnesota. Gastroenterology 1997;112:1448–1456.
11. Poh CH, Gasiorowska A, Navarro-Rodriguez T, et al. Upper GI tract findings in patients with heartburn in whom proton pump inhibitor treatment failed versus those not receiving antireflux treatment. Gastrointest Endosc 2010;71:28–34.
12. Savarino E, Marabotto E, Zentilin P, et al. The added value of impedance-pH monitoring to Rome Ⅲ criteria in distinguishing functional heartburn from non-erosive reflux disease. Dig Liver Dis 2011;43:542–547.
13. Sifrim D, Zerbib F. Diagnosis and management of patients with reflux symptoms refractory to proton pump inhibitors. Gut 2012;61:1340–1354.
14. Savarino E, Tutuian R, Zentilin P, et al. Characteristics of reflux episodes and symptom association in patients with erosive esophagitis and nonerosive reflux disease: study using combined impedance-pH off therapy. Am J Gastroenterol 2010;105:1053–1061.
15. George N, Abdallah J, Maradey-Romero C, et al. Review article: the current treatment of non-cardiac chest pain. Aliment Pharmacol Ther 2016;43:213–239.
16. Fass R, Achem SR. Noncardiac chest pain: diagnostic evaluation. Dis Esophagus 2012;25:89–101.
17. Coss-Adame E, Erdogan A, Rao SSC. Treatment of esophageal （noncardiac） chest pain: an expert review. Clin Gastroenterol Hepatol 2014;12:1224–1245.

18. Kahrilas PJ, Smout AJPM. Esophageal disorders. Am J Gastroenterol 2010;105:747–756.
19. Kumar AR, Katz PO. Functional esophageal disorders: a review of diagnosis and management. Expert Rev Gastroenterol Hepatol 2013;7:453–461.
20. Gyawali CP, Bredenoord AJ, Conklin JL, et al. Evaluation of esophageal motor function in clinical practice. Neurogastroenterol Motil 2013;25:99–133.

第二章

胃十二指肠疾病

Nicholas J. Talley, MD, PhD, FRACP

胃十二指肠症状

许多症状来自近端胃肠道，包括早饱和餐后饱胀不适（有时被患者称为“腹胀”），上腹痛或烧灼感，恶心和呕吐，以及嗳气和反胃[1,2]。早饱的定义是不能完成正常量的膳食，可以通过饮料或膳食测试客观地检测[1]。患者在进食后可能会感到令人不快的胀满或腹部膨胀，与进食量多少无关[2]。餐后饱胀不适是食物长时间存留在胃中的不舒服感，可以伴有或不伴有早饱感[2]。疼痛是一种主观的强烈感觉，可以伴有或不伴有不同程度的烧灼感。其他的感觉描述包括压迫感、痉挛或刀割样感觉。恶心被描述为作呕或要吐的感觉。呕吐不同于反流或反刍，因为其是用力的，由于反射克服了自愿控制而不能将食物保持在口中。反刍是指不费力的反胃，食物被带回，可能被重新吞咽或吐出，并且可以具有或不具有酸味[2]。

功能性消化不良是常见的临床综合征，是指起源于胃十二指肠区域令人不适的症状；没有上消化道内镜（EGD）检查发现的相关结构异常或其他病理可解释的症状[1,2]。为了识别功能性消化不良的患者，罗马Ⅳ委员会建议只有4种症状是特征性的，尽管其他上下肠道症状也可能经常发生。这4种症状集中出现在餐后不适综合征（PDS）中，其特征为早饱不适感或餐后饱胀不适；或归类于上腹痛综合征（EPS），其特征为中上腹部疼痛或较少见的中上腹烧灼感[2]。PDS在基于人群的研究中比EPS更普遍，但在临床实践中两者的重叠是常见的[1,3]。其他重要的胃十二指肠综合征包括嗳气症（指令人不适的嗳气，可能源自胃上或胃）和慢性恶心呕吐综合征（CNVS），需与周期性呕吐综合征（CVS）、大麻素剧吐综合征（CHS）和反刍综合征[2]加以区分。

病例 2-1 反复发作的消化不良伴早饱或上腹痛

病史

患者女性，31 岁，因餐后症状来诊，该症状令其痛苦不堪，并且质子泵抑制剂治疗无效。患者身体一直很好，直到 6 个月前其到海外旅行时急性起病，出现严重的呕吐、腹泻 1 周。而其他的家庭成员未受影响。虽然急性症状在服用一个疗程的抗生素后消除，但患者在吃大多数膳食后开始感到不舒服，常常无法吃完食物。腹部胀满持续几个小时，患者食欲减少，感到腹部膨胀（图 2-1，框 1）。在病情评估期间，患者没有出现腹部疼痛或持续的肠道紊乱，没有可见的膨胀，体重已经稳定。只是偶尔出现烧心，没有吞咽困难或胃肠道出血，也没有呕吐（框 3）。患者从生病开始就感到焦虑，但其否认抑郁症状。患者作为接待员继续工作，已婚，有一个 3 岁的孩子。患者在生活中有一些小压力，但有良好的个人关系，而且这些压力似乎与其症状无关。患者不吸烟、不饮酒，除了避孕药和一种质子泵抑制剂不用其他药物。尽管在过去几个月服用双倍剂量的埃索美拉唑也没有帮助（框 5）。既往无相关的家族史。

体格检查（框 2）发现腹部无压痛或肿块。其初级保健医生对血液（包括血细胞计数、C 反应蛋白、肾脏和肝功能、钙、甲状腺功能测试和组织转谷氨酰胺酶）进行了检测无明显异常。

尽管没有报警症状，胃肠病学家还是给患者做了上消化道内镜检查。然而没有发现食管炎、消化性溃疡或癌症的证据（框 8）。幽门螺杆菌（*Hp*）的活检为阴性。十二指肠活检没有乳糜泻的证据。病理学家指出，十二指肠每 5 个高倍视野嗜酸性粒细胞的数量显示增加（正常值＜ 22）[1]。胃排空呼气试验研究表明胃排空正常[4]。

随后，诊断为功能性消化不良（PDS 亚型）（框 14, 框 15）。决定开始促动力药物和甲氧氯普胺试验。然而由于缺乏疗效，在几周后停止治疗。多潘立酮的试验同样不成功[5,6]。随后处方低剂量的三环类抗抑郁药（晚上服用阿米替林 10mg，然后增至 25mg），患者感到能适度改善腹部饱胀和早饱感[7-10]。抗抑郁药持续 6 ～ 12 个月，然后停用一段时间。医生建议如果其症状复发或持续，可考虑加用胃底松弛药物（如丁螺环酮，STW-5）[5, 6, 11, 12]，或十二指肠嗜酸性粒细胞增多时，加用稳定嗜酸性粒细胞的药物。然而，在成人缺乏支持这些治疗的证据（如孟鲁司特）[7,9]。功能性消化不良对死亡率没有任何相关的影响[13]。

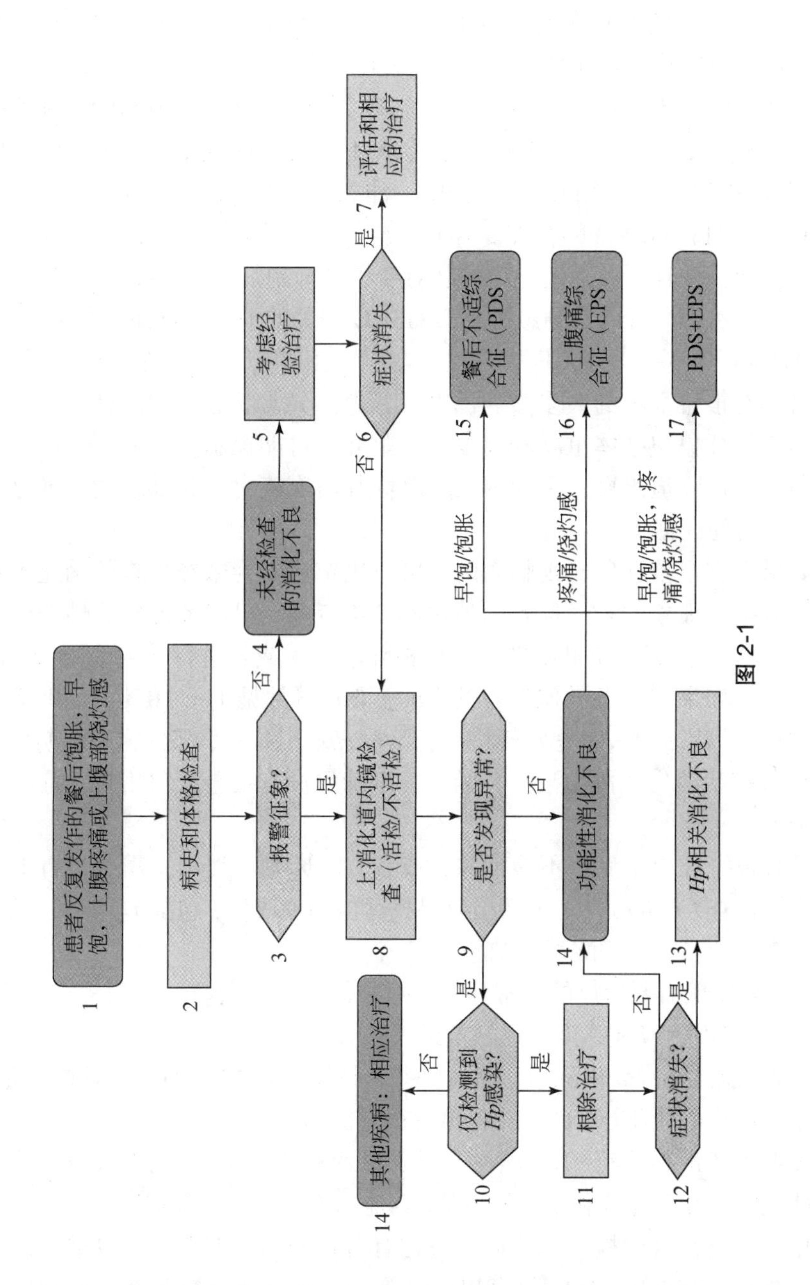

1
患者反复发作的餐后饱胀，早饱，上腹疼痛或上腹部烧灼感
2
病史和体格检查
3
报警征象?
是
否
4
未经检查的消化不良
5
考虑经验治疗
6
症状消失
是
7
评估和相应的治疗
否
8
上消化道内镜检查（活检/不活检）
9
是否发现异常?
是
10
仅检测到Hp感染?
否
14
其他疾病：相应治疗
是
11
根除治疗
12
症状消失?
是
13
Hp相关消化不良
否
14
功能性消化不良
早饱/饱胀
15
餐后不适综合征（PDS）
疼痛/烧灼感
16
上腹痛综合征（EPS）
早饱/饱胀，疼痛/烧灼感
17
PDS+EPS

图 2-1

图 2-1　注释

1. 患者具有令人不适的、长期未经检查的早饱，餐后饱胀，上腹痛或上腹烧灼感，归为慢性不明原因的消化不良。大多数（70%）最终将完成适当的测试后，得以确诊功能性消化不良（FD）[1,2]。
2. 采集详细的病史并进行体格检查。临床排除腹壁疼痛，腹部肿块和明显的代谢疾病（如甲状腺功能障碍）。令人不适的慢性或复发性恶心、呕吐、嗳气或反刍列在不同的诊断流程中。注意，烧心通常与 FD 共相关，但并不总是表明有 GERD 的存在。烧心不应该自动诊断为 GERD，除非反流症状占主导，并且所有上消化道症状对质子泵抑制剂（PPI）的试验性治疗都有反应。然后，可以推测患者具有 GERD 相关的消化不良而不是 FD。
3. 报警征象（“红旗”）是指那些需要被排除具有潜在严重病理症的症状或体征，尽管具有报警征象的大多数病例没有紧急的异常状态（如恶性肿瘤）。这些筛查的征象包括体重减轻和复发性呕吐（可能提示胃轻瘫，一种少见的诊断），胃肠道出血，吞咽困难，恶性肿瘤家族史，腹部包块，淋巴结肿大和贫血的证据。

4, 5. 如果没有报警征象，则临床医生可以决定诊断为未经检查的消化不良。在没有报警征象的未经检查的消化不良患者中，可以考虑经验性的幽门螺杆菌（*Hp*）检测，如果阳性，可以根除治疗。或者进行 4 ~ 8 周 PPI 试验性治疗。如果临床上类似患者的 *Hp* 感染并不常见（$< 10\%$），则优选经验性 PPI 治疗。否则，考虑常规检测和治疗 *Hp*（其中一小部分将有长期缓解）。

6, 7. 如果症状消失，按需治疗并随访，以确保没有报警征象出现，症状持续改善。

8. 如果有报警征象，症状不能消除，或者有临床判断提示，需要进行上消化道内镜检查（EGD）。考虑活检以寻找其他病理改变，包括 *Hp* 相关性胃炎，乳糜泻和十二指肠嗜酸性粒细胞增多[1]。
9. 内镜检查发现需要治疗的异常病变包括消化性溃疡、食管炎、胃癌或食管癌。

10, 11. 如果确定了 *Hp* 感染，强烈考虑根除治疗。

12, 13. 如果患者在 *Hp* 根除后症状减轻并且持续 6 ~ 12 个月，则诊断不是 FD 而是 *Hp* 相关的消化不良，并且预后很好。而对根除 *Hp* 后症状改善微弱的大多数患者最终诊断 FD。然而，对于患者和医生来说，根除 *Hp* 后的症状长期缓解是经济有效和令人满意的。其他的检测需要根据临床发现的情况。胃排空不是常规的检查，但如果考虑有胃轻瘫的可能性，可以进行该项检查（注意：25%的 FD 病例有胃排空缓慢，这可能是胃肠紊乱的原因）。在胃轻瘫中，胃排空非常缓慢。呕吐和体重减轻是胃轻瘫的临床指征（可能是特发性过程或发生于糖尿病，特别是 1 型糖尿病）[1]。

14. 功能性消化不良（FD）被定义为慢性、不明原因和令人不适的消化不良症状，而上消化道内镜检查缺乏相关的器质性疾病的证据。在这一诊断流程中，记录下来假定 *Hp* 未能根治而症状无缓解。根据定义，FD 是慢性综合征（至少具有 6 个月的症状）。感染后 FD 的自然病程表现出与大多数没有这种前述病史的病例相似。

15 ~ 17. 通过病史或日记确定诊断亚型。餐后不适综合征（PDS）是指早饱和（或）餐后饱胀不适，比上腹痛综合征（EPS）更常见。许多患者合并存在，并且其他症状也可以共存。初始治疗包括抑酸（如果是 EPS）或促动力（如果是 PDS）。低剂量三环类抗抑郁治疗对 EPS 有效。

病例 2-2　慢性或复发性恶心和（或）呕吐

病史

患者女性，29 岁，表现为每天恶心和频繁呕吐（图 2-2，框 1）。患者描述了每天餐前和餐后数小时令人不适、作呕的感觉（框 2）。这种恶心非预期地出现，持续数周，并一直持续了 4 年多。在其描述病情时提到约每周呕吐 1 次，但否认腹部疼痛。没有其他报警征象，如吞咽困难、体重减轻或出血（框 3）。实际上，呕吐并不是周期性的（不是有无症状期的固定模式发作）。患者否认采用长时间的热水淋浴或盆浴以缓解症状，没有偏头痛的病史。也否认在任何时间使用过大麻，提示周期性呕吐和大麻素剧吐综合征（可以表现为周期性呕吐）是非常不可能的（框 7，框 I7）[14-17]。患者不吸烟，几乎不饮酒。过去没有进食障碍的病史，没有挑食的证据。家族史无特殊。体格检查正常，体重指数（BMI）为 22，无腹部包块或杂音（框 2）。

常规检查包括血液学检查和上消化道内镜检查，未发现恶心和呕吐的确切原因（框 8 ~ 框 10）。患者否认任何神经症状，查体没有任何神经系统体征支持可能引起呕吐的脑干肿瘤（框 11, 框 12）。其还否认患有严重抑郁、焦虑或进食障碍的症状。当提及具体问题时，患者描述呕吐是剧烈的、不可控制的，并解释在其之前有干呕。患者无法保留口腔中的内容物，因此，临床上排除了反刍综合征，这些患者常常与呕吐混淆（框 13 ~ 框 15）。

为了排除胃轻瘫，进行了 4 小时的胃排空闪烁成像，结果正常。诊断为慢性恶心呕吐综合征（CNVS）（框 18）（既往的术语是功能性呕吐，现已废除[18]），并且讨论治疗手段。在一些病例中的病理改变可能与胃轻瘫疾病中观察到的 Cajal（起搏细胞）间质细胞的作用相类似[19, 20]。给予低剂量三环类抗抑郁药 12 周，从非常低的剂量开始，并且每 2 ~ 4 周增加剂量（阿米替林从 10mg 增加至 75mg）[18]。同时，还加用止吐药（氯丙嗪按需服用）。服药后恶心减少，呕吐很少发作。建议患者继续服用三环类抗抑郁药物 6 ~ 12 个月后可能停用药物一段时间。如果症状未能消除或复发，需要进一步的检查，如腹部断层扫描和头颅 MRI，虽然收益可能非常低。

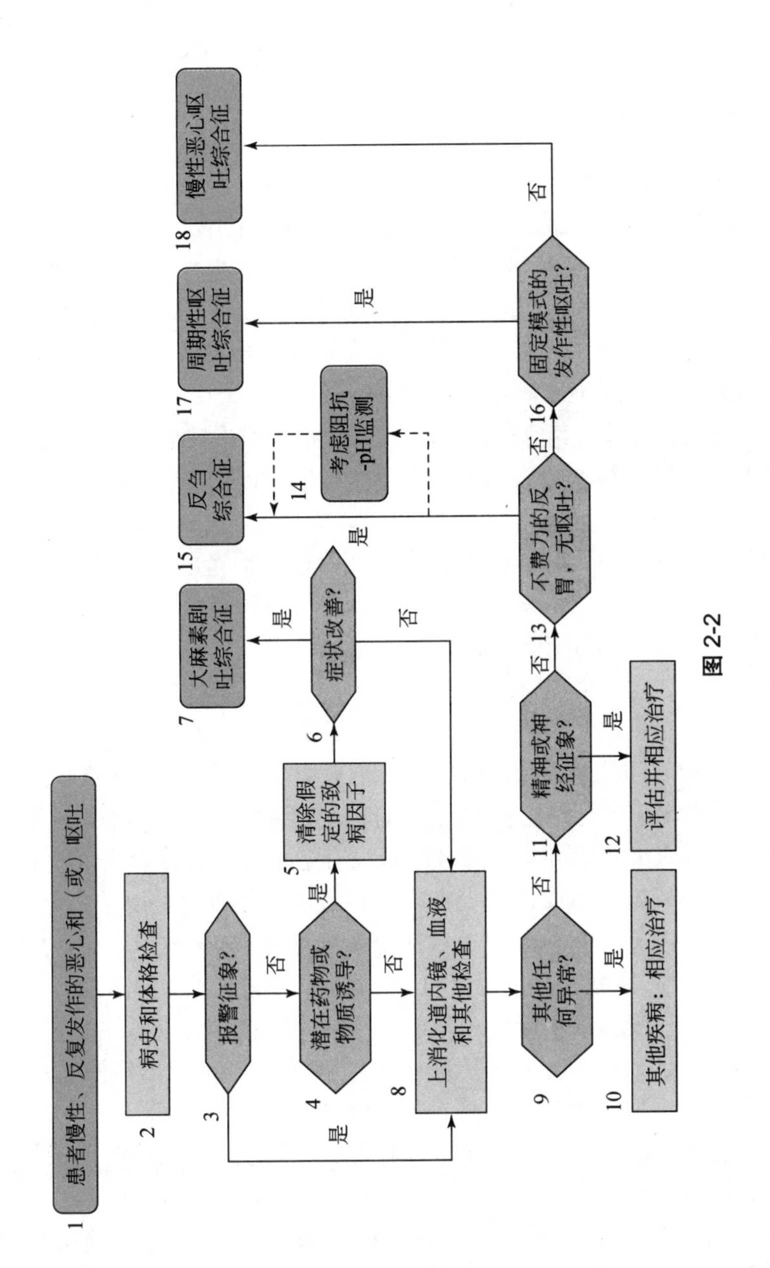

1
患者慢性、反复发作的恶心和（或）呕吐
2
病史和体格检查
3
报警征象？
是
否
4
潜在药物或物质诱导？
是
否
5
清除假定的致病因子
6
症状改善？
是
否
7
大麻素剧吐综合征
8
上消化道内镜、血液和其他检查
9
其他任何异常？
是
否
10
其他疾病：相应治疗
11
精神或神经征象？
是
否
12
评估并相应治疗
13
不费力的反胃，无呕吐？
是
否
14
考虑阻抗-pH监测
15
反刍综合征
16
固定模式的发作性呕吐？
是
否
17
周期性呕吐综合征
18
慢性恶心呕吐综合征

图 2-2

图 2-2　注释

1. 慢性恶心和呕吐的鉴别诊断范围很广。因此，临床病史对缩小可能性至关重要。小肠梗阻（如克罗恩病的狭窄）不应被忽略。必须考虑胃肠道外疾病引起的症状如糖尿病、高钙血症（如转移性恶性肿瘤），甲状腺功能障碍或结缔组织疾病。GERD 有时也表现为恶心，而没有烧心[2]。
2. 病史和体格检查是关键。呕吐的形式可能是诊断的方法，如周期性呕吐综合征（CVS）。因为反射弧的原因，呕吐物不能按意愿保留在口中。呕吐必须区别于不费力的反流（反刍综合征）。必须记住，患者一般不会自愿描述反刍，除非被特别问到。酸反流也应在鉴别诊断中考虑。迷路性病变也可引起呕吐。如果有神经症状或体征，脑干肿瘤或脱髓鞘病变也应考虑，尽管非常罕见。缺乏神经症状或体征很大程度上排除了这些可能性。偏头痛主诉或家族史可能提示呕吐是 CVS 的一部分。
3. 呕吐是一种报警征象。其他报警征象，如出血、吞咽困难、体重减轻、发热、淋巴结肿大或腹部包块也表明迫切需要结构上的评估（包括 EGD），除非已经完成。
4. 药物如处方阿片类、大环内酯类和化疗药物也必须考虑到是慢性恶心和呕吐的原因。
5. 如果药物是病因，停药应该能够缓解症状。
6. 注意症状改善，允许全部药物洗脱的时间。
7. 大麻素剧吐综合征的特征在于周期性呕吐，并且在一些病例中，与强迫性洗澡行为（长时间热水盆浴或淋浴可减轻症状）有关。大麻性剧吐对戒断有反应，但如果患者拒绝这种方法，可能对三环类抗抑郁药治疗有反应。
8. 如果病史和检查无明显异常，并且患者没有报警征象，检查（包括 EGD）通常不会发现异常。然而，检查在临床实践中仍然重要，以排除可逆的少见的结构和代谢异常。常规检查包括全血细胞计数（CBC）、肾功能和肝功能检查、血钙、血糖和 C 反应蛋白。艾迪生病不能忽视（如掌纹色素沉着、低钠、高钾——安排 Synacthen 试验）。EGD 排除食管炎（注意这可能是结果，而不是复发性呕吐的原因），消化性溃疡包括幽门出口梗阻和癌症。在乳糜泻高发区，建议排除该病，先查组织转谷氨酰胺酶（tTG），如果是阳性，行十二指肠活检。应根据病例的个体情况考虑横断面成像，以排除小肠梗阻。如果最近出现显著的体重减轻，考虑肠系膜上动脉（SMA）综合征，CT 显示动脉压迫十二指肠的第三部（治疗方法是足够的营养和增加体重）。

9, 10. 如果检查发现异常，应该治疗病因。

11. 如果检查无明显异常，确保在初始临床评估中没有忽视精神或神经症状，如抑郁、焦虑和进食障碍（包括自我诱导的呕吐）。

12. 检查或酌情转诊。
13. 不要漏掉反刍综合征，这是一种临床诊断。
14. 如果病史仍然不清楚，可以通过阻抗 -pH 监测确认存在反刍。
15. 反刍综合征常可以通过简单的行为治疗（在就餐期间进行膈肌呼吸练习）成功地处置[2]。
16. 固有模式发作性呕吐区别于慢性呕吐或不费力的反流，支持周期性呕吐综合征（CVS）的诊断。CVS 是一种临床诊断，在成人中因为其呕吐模式的独特性，几乎不需要检查即可诊断。
17. CVS 可能对抗偏头痛治疗或三环类抗抑郁药治疗有反应，后者也可以是预防性的。如果这一治疗失败，考虑抗惊厥药。
18. 如果临床评估和检查为阴性，即使没有呕吐，也可以确诊 CNVS。初始治疗包括止吐药如多潘立酮、甲氧氯普胺或氯丙嗪的试验。如果这种方法失败，可以使用低剂量三环类抗抑郁药（如阿米替林）或米塔扎平[2]。

（史以超　译，杨　竞　校）

参考文献

1. Talley NJ, Ford AC. Functional dyspepsia. N Engl J Med 2015;373:1853–1863.
2. Stanghellini V, Talley NJ, Chan F, et al. Rome Ⅳ—gastroduodenal disorders. Gastroenterology 2016. In press.
3. Talley NJ. Functional dyspepsia and the Rome criteria: a success story. Neurogastroenterol Motil 2015;27:1052–1056.
4. Stanghellini V, Tack J. Gastroparesis: separate entity or just a part of dyspepsia? Gut 2014;63:1972–1978.
5. Lacy BE, Talley NJ, Locke GR 3rd, et al. Review article: current treatment options and management of functional dyspepsia. Aliment PharmacolTher 2012;36:3–15.
6. Matsueda K, Hongo M, Tack J, et al. A placebo-controlled trial of acotiamide for meal-related symptoms of functional dyspepsia. Gut 2012;61:821–828.
7. Ford AC, Luthra P, Tack J, et al. Efficacy of psychotropic drugs in functional dyspepsia: systematic review and meta-analysis. Gut 2015. Epub 2015 Nov 13.
8. Tack J, Janssen P, Masaoka T, et al. Efficacy of buspirone, a fundus-relaxing drug, in patients with functional dyspepsia. ClinGastroenterolHepatol 2012;10:1239–1245.
9. Tack J, Ly HG, Carbone F, et al. Efficacy of mirtazapine in patients with functional dyspepsia and weight loss. ClinGastroenterolHepatol 2015;14:385–392.e384.
10. Talley NJ, Locke GR, Saito YA, et al. Effect of amitriptyline and escitalopram on functional dyspepsia: a multicenter, randomized controlled study. Gastroenterology 2015;149:340–349. e342.
11. Ang D. Measurement of gastric accommodation: a reappraisal of conventional and emerging modalities. NeurogastroenterolMotil 2011;23:287–291.
12. Holtmann G, Talley NJ. Herbal medicines for the treatment of functional and inflammatory bowel disorders. ClinGastroenterolHepatol 2015;13:422–432.
13. Chang JY, Locke GR 3rd, McNally MA, et al. Impact of functional gastrointestinal disorders on survival in the community. Am J Gastroenterol 2010;105:822–832.
14. Hejazi RA, McCallum RW. Cyclic vomiting syndrome: treatment options. Exp Brain Res 2014;232:2549–2552.
15. Lee LY, Abbott L, Mahlangu B, et al. The management of cyclic vomiting syndrome: a systematic review. Eur J GastroenterolHepatol 2012;24:1001–1006.
16. Napthali K, Koloski N, Talley NJ. Abdominal migraine.Cephalalgia 2015; [Epub ahead of print].
17. Ruffle JK, Bajgoric S, Samra K, et al. Cannabinoid hyperemesis syndrome: an important differential diagnosis of persistent unexplained vomiting. Eur J Gastroenterol Hepatol 2015;27:1403–1408.
18. Talley NJ. Functional nausea and vomiting.Aust Fam Physician 2007;36:694–697.
19. Angeli TR, Cheng LK, Du P, et al. Loss of interstitial cells of Cajal and patterns ofgastric dysrhythmia in patients with chronic unexplained nausea and vomiting. Gastroenterology 2015;149:56–66. e55.
20. Pasricha PJ, Colvin R, Yates K, et al. Characteristics of patients with chronic unexplained nausea and vomiting and normal gastric emptying. ClinGastroenterol Hepatol 2011;9:567–576. e561–564.

第三章

肠道疾病

Fermín Mearin, MD
Brian E. Lacy, PhD, MD
Lin Chang, MD
William D. Chey, MD
Anthony J. Lembo, MD
Magnus Simrén, MD, PhD
Robin Spiller, MB, MD

功能性肠病是一系列源于中下消化道的慢性胃肠道症状，有如下特征：腹痛、腹胀、腹部膨胀及排便习惯异常（包括便秘、腹泻、便秘与腹泻混合）。功能性肠病可分为 5 种不同类型：肠易激综合征（IBS）、功能性便秘（FC）、功能性腹泻、功能性腹胀 / 腹部膨胀、非特异性功能性肠病。尽管分为不同类型的疾病，但仍有明显的症状重叠，在某些情况下，并不能明确分类。文章后续部分简要总结了基本的功能性肠道症状，同时对 IBS 做了简要说明。读者应结合后文描述的 4 种诊断流程来应用这部分内容。此外，可参阅网络版本的罗马Ⅳ肠道疾病章节进行综合评述。

来源于肠道的主要症状有腹痛、排便习惯改变（便秘或腹泻）及腹胀和腹部膨胀。

腹痛

腹痛的诊断特征包括疼痛部位、放射痛（如果有）、性质（烧灼、针刺样、绞痛）、疼痛模式和持续时间（发病时长和发作持续时间），以及诱发和缓解因素。功能性胃肠病的腹痛起源于内脏神经刺激；典型的疼痛弥散分布、定位不明确，常出现在中下腹部。当要求患者指出疼痛部位时，患者可能伸开手掌覆盖这个区域。支持腹痛是来源于胃肠道的特征包括进食后加重及与排便相关，后者是 IBS 诊断标准的一部分。尽管进食会增加结肠动力继而在进食后半小时引起不适，但这一特征可以出现在多种胃肠道疾病。因此，进食后腹痛不能成为 IBS 的诊断标准之一。

相反，当内脏疾病与躯体神经元受到刺激相关时，由此导致的疼痛可以更精确定位。憩室炎和阑尾炎是典型的腹腔内疾病，病变初期由于炎症轻微仅影响到内脏神经，疼痛部位定位不准确。而随着炎症进展波及壁腹膜时，会出现定位更精确的躯体性腹痛。其他的例子包括放散至后背的放射痛，这是典型的胰腺疾病或十二指肠透壁溃疡的表现。

评估疑有功能性腹痛的患者时，重要的是排除由肌肉骨骼疾病引起的腹痛。Spigellian 疝（疝通过腹直肌外侧缘的腱膜筋膜）、腹直肌损伤或肋间综合征引起的腹壁痛通常定位精确，可经过详细体格检查诊断。由于肋间神经受牵拉或发炎、肋软骨肿胀或肋骨与肋软骨连接处肿胀（Tietze 综合征）引起的胸廓疼痛可以通过仔细触诊鉴别，且局部按压会加剧疼痛。腹壁痛可以通过 Carnett 试验来鉴别，Carnett 试验要求患者双臂屈曲交叉放于胸前，在轻微阻力下抬头。试验时患者由于腹直肌紧张而导致疼痛加重，则说明存在腹壁疾病[1]。早期识别这些躯体来源的腹痛可以减少不必要的检查[2]。

肠易激综合征

肠易激综合征（IBS）是最常见的功能性肠病，由一系列症状定义，包括反复发作的与排便相关的腹痛及排便习惯改变[3]。腹痛是最重要的症状，若患者无腹痛症状则不能诊断为IBS。腹痛可以发生于腹部任何部位，但在下腹部更常见。还应确认异常的排便习惯史(详见下文)，以及与腹痛发作的时间关系。根据主要的异常排便习惯将IBS分为3个亚型：便秘型IBS（IBS-C）、腹泻型IBS（IBS-D）及混合型IBS（IBS-M）[3]。符合IBS诊断标准但排便习惯不能准确分为以上3组之一的患者可以分型为不定型IBS（IBS-U）。亚型分类应基于患者有异常排便时的主要排便习惯。应用Bristol粪便性状量表（BSFS）记录粪便性状[4]。为了对异常排便习惯进行准确分类，患者不应使用针对排便异常的任何药物治疗（如在患者未使用泻剂或止泻剂时进行评价分类）。临床试验中IBS亚型分类应基于患者14天的排便日记[5]。

多变的排便模式（每周至少3种不同粪便性状类型）更支持腹泻型IBS（IBS-D）的诊断[6]。连续无排便天数增加则与IBS-C的诊断相关[7]。排便频率异常（每日排便3次以上或每周少于3次排便）、粪便性状异常（Bristol粪便性状量表1、2型或6、7型[4]）、排便费力、排便急迫感、排便不尽感及排黏液便等症状虽然常见，但并非IBS特异性症状。诊断前症状出现至少6个月，且近3个月内症状存在。

便秘

便秘可以通过主观或可检测指标来诊断：排便次数少、干硬粪、排便费力、排便不尽感、排便量< 35g/d、结肠传输时间延长或者有出口梗阻的证据。单独的任一变量定义便秘均不理想，必要时将症状与量化指标结合起来似乎是最有用的方法。结肠传输时间可以通过粪便性状（采用BSFS）进行评估，1型和2型粪便与慢传输有关，6型和7型粪便与较快传输有关[4,7,8]。便秘症状与腹痛相关时可能诊断为IBS，而便秘症状不伴发腹痛则更可能诊断为功能性便秘（FC）[3]。Bristol粪便性状量表作为罗马Ⅳ标准的一部分有助于识别便秘型IBS及功能性便秘[3]。

患者对于便秘的定义常常与医生不同，这可能导致患者与医生间的误解。英国一项纳入了731位妇女的调查发现，当分别采用个人评价、肠道传输时间或者罗马Ⅰ功能性便秘诊断标准来定义时，便秘发生率不尽相同[9]。尽管根据其中某一项标准诊断该人群，其便秘发生率可达8.5%，但同时采用3个标准时仅有2%诊断为便秘。因此，医生诊断时必须考虑到患者主诉的各个方面，包括患者对症状的态度。干硬粪与慢传输有很大关联，但排便困难及排便频率与传输时间相关性不大，因为它们是由结肠传输之外的其他因素决定的。

腹泻

腹泻由多种胃肠道疾病所致，也是患者就医的一个常见原因。腹泻的定义应参照粪便性状而不是排便频率，因为粪便性状与结肠传输时间之间有很强的相关性[4]。评估有腹泻症状的患者应从仔细询问病史开始。排便不规律且间断出现腹泻，伴随腹痛和（或）腹胀症状时高度提示 IBS（腹泻型 IBS）[3]。有腹泻症状不伴腹痛发生，且无警报征象时最佳诊断为功能性腹泻[3]。功能性腹泻是以反复糊状粪或水样粪为表现的一种功能性肠病。功能性腹泻患者通常并不符合肠易激综合征的诊断标准，尽管这类患者可能有腹痛和（或）腹胀，但并非主要症状。诊断前患者出现反复排糊状粪或水样粪应至少 6 个月，且近 3 个月有以上症状。

结合 Bristol 粪便性状量表记录每日排便情况可以帮助了解患者粪便性状并排除假性腹泻[10]。同时要了解患者的饮食情况，排除是否有乳糖和果糖不耐受，以及过多摄入纤维素、肠道难吸收的碳水化合物等情况。还应询问患者有无排便急迫感及排便频率，因为这些症状会影响患者的社交活动，妨碍其外出进食或旅行，进而显著降低患者的生活质量。当排便急迫感成为显著特征时，应考虑肛门括约肌功能减弱，尤其是既往有阴道分娩困难的女性患者。腹泻（尤其是远高于正常粪便量的腹泻）比其他功能性胃肠病的许多症状更可能存在器质性病因，必须进行详细询问及更严谨的检查。餐后腹泻和餐后排便急迫感在功能性腹泻和 IBS 患者均可出现，而其他疾病（如乳糜泻、炎症性肠病、显微镜下结肠炎、胆汁酸吸收不良、结肠对进餐的即刻反应、食物过敏、食物高敏感、碳水化合物吸收不良和小肠细菌过度生长）也可导致类似症状，临床上需要评估这些情况[3]。

腹胀与腹部膨胀

功能性肠病患者常报告有腹胀或腹部膨胀的感觉。这些感觉令人不适和困扰且难以治疗。腹胀或腹部膨胀均非 IBS 特有的症状，因此不是 IBS 的诊断标准之一。应区分腹胀（主观感觉）和腹部膨胀（客观发现）。腹胀反映的是一种感觉或知觉现象，而腹部膨胀则表明腹壁直径有可观察到的改变[11]。客观测量证实白天腹围通常轻度增加，而躺下睡眠时突然下降，起床时又增加。IBS 和便秘患者的腹围白天增加超过正常人[12]。仅 50% 报告有腹胀感的 IBS 患者出现超出正常范围的腹部膨胀。无肉眼可见腹部膨胀的患者内脏疼痛阈值更低，因此这种感觉可能是由内脏高敏感引起的[11]。腹部膨胀是指肉眼可观察到患者腹围增大，这种症状可以突然发生，可能由于横膈反射性收缩伴腹肌松弛引起[13]。患者有不完全性肠梗阻或器官增大的体征提示需做进一步检查评估。功能性腹胀 / 腹部膨胀是指反复出现的腹胀和（或）腹部膨胀，平均至少每周 1 日，腹胀和（或）腹部膨胀较其他症状突出[3]。诊断功能性腹胀 / 腹部膨胀应不符合其他功能性肠病的诊断标准，包括 IBS、功能性便秘或功能性腹泻。

症状的严重程度

临床医生经常做出诊断和制订治疗方案，不仅依据患者类型和症状模式，同时也依据患者主诉的症状严重程度。因此，症状的严重程度作为诊断评估的一部分，是评估的重要参数。例如，严重腹泻伴大便失禁的患者可能需要肛门直肠测压和生物反馈治疗。总体来说，当症状严重到干扰日常生活时，可能与其他药物或心理症状（共病）有关。医生尤其应考虑可能并存的心理压力并发症状（焦虑或抑郁），甚至是伴发的精神疾病（如重度抑郁、创伤后应激、躯体化、灾难化或者人格障碍）。许多这样的患者既往有精神疾病病史[14]。

如果心理症状是主导症状，临床医生需进一步探索它们的相关性。“功能性胃肠病罗马Ⅳ心理社会警报问卷”（附文 B），“医院焦虑和抑郁量表”[15]或“个人健康问卷（PHQ15）[16]评分表”，或者其他等效量表可以在几分钟内对患者进行测评。使用这些量表工具有助于鉴别出那些可能在心理评估和治疗中获益的患者，如果治疗成功，其肠道症状也可能改善。满足躯体化障碍诊断标准的患者应被尽早诊断，因为这些患者需要不同的治疗，并消耗更多的医疗资源[17]。依据医患关系融洽程度，可以探讨一些更敏感的领域，如儿童期被虐待的问题。通常抗抑郁治疗可以改善患者症状，减轻心理压力，增强整体健康和日常功能[18]。严重或棘手病例还应考虑转诊精神健康专家，帮助患者制订有效的自我管理方式[19]。

病例 3-1　反复发作的腹痛伴排便习惯异常

病史

患者女性，32 岁，由于反复发作的腹痛伴排便习惯异常（图 3-1，框 1）就诊。这些症状出现于 5 年前，近 7 个月发作次数增加，症状加重。疼痛每周发作 1~2 次。疼痛经常位于左下腹和（或）耻骨上区，进食后诱发，排便后缓解。疼痛发生时患者的第一次排便可能是成形的，但很快变成松散粪且次数增多，上午 2 小时内可排多达 4 次松散糊状粪。此后经常有 3~4 天不排便，同时粪便变得坚硬或呈块状。患者排稀松粪时伴有排便急迫感，而大便坚硬时伴有排便费力并经常有排便不尽感。同时其还出现腹胀不适感，可见腹部膨胀，下午和晚上尤其明显（框 2）。患者病史与体格检查无报警征象（框 3）。尤其是无贫血、便血及非人为体重下降，无炎症性肠病、乳糜泻或结直肠癌家族史（框 3）。患者有偏头痛病史，系统回顾有明显的疲劳（框 2）。

患者不吸烟，均衡饮食，没有已知的食物不耐受。牛奶每日摄入量＜240ml。无过量摄入咖啡因、纤维及果糖。唯一的用药情况是口服避孕药及因偏头痛按需服用舒马普坦。近期无外出旅行，无抗生素服药史。饮用水来自定期检测的市政供水。患者丈夫饮用水、饮食均与患者相同，未见类似症状。患者曾服用草药症状未改善。生命体征正常，体格检查正常，包括直肠指检，评估肛门括约肌收缩及模拟排便的功能。患者描述疼痛部位时双手张开置于脐下方（框 2）。结合患者的慢性症状、既往病史与查体均无报警征象（框 3）及存在疲劳症状，患者检查了全血细胞计数（CBC）、乳糜泻血清学检查、C 反应蛋白（CRP）和粪便钙卫蛋白（框 7）。CBC 检查正常［血红蛋白 12.1g/dl、平均红细胞体积（MCV）88fl］，CRP＜1，组织转谷氨酰胺酶（tTG）阴性，粪便钙卫蛋白正常（＜50 μg/g）（框 8）。

临床医生诊断该患者为 IBS（框 9），讨论了 IBS 的诊断，包括可能的病因及症状可能发生的方式，并告诉患者 IBS 不会导致更严重的疾病以使患者安心。医生使用 Bristol 粪便性状量表（BSFS）来帮助患者描述其平时的粪便性状（不使用缓泻剂和止泻剂时）（框 10）。这个讨论证实根据 BSFS，患者的粪便性状从便秘（1 型或 2 型，硬粪 / 干球粪）到腹泻（6 型或 7 型，糊状粪 / 水样粪），每类型粪便所占时间比例大致均等（粪便异常期间每种模式至少占 25% 的时间）。在此基础上，混合型 IBS（IBS-M）的诊断成立（框 12）。

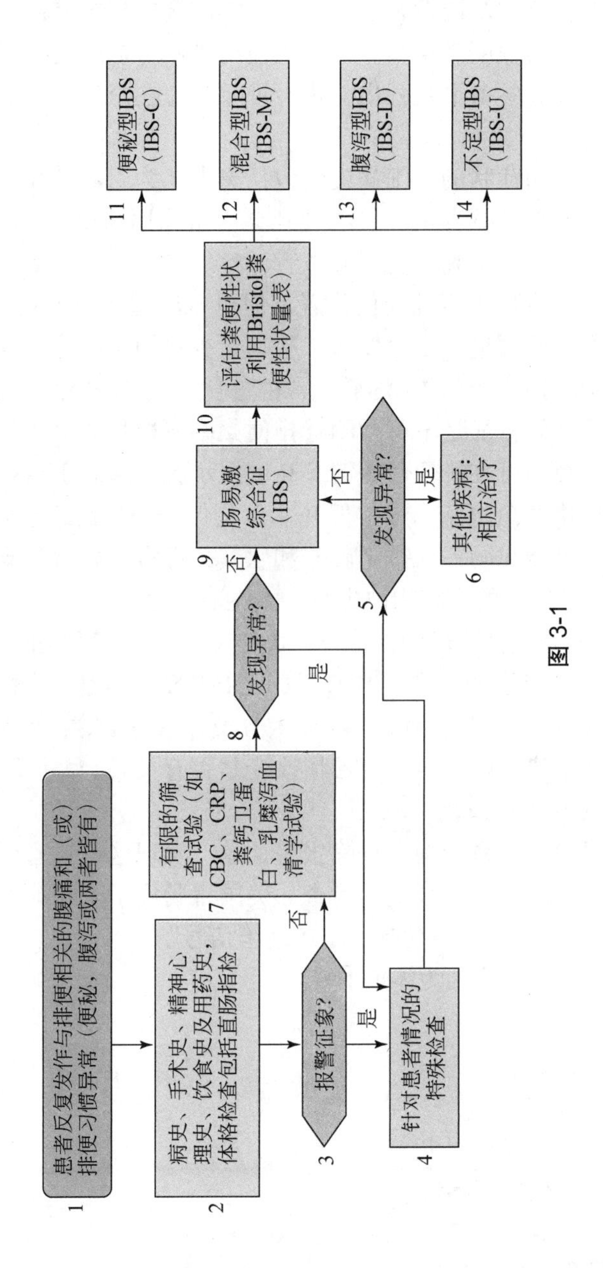
1
患者反复发作与排便相关的腹痛和（或）排便习惯异常（便秘，腹泻或两者皆有）
2
病史、手术史、精神心理史、饮食史及用药史，体格检查包括直肠指检
3
报警征象？
是
否
4
针对患者情况的特殊检查
5
发现异常？
是
否
6
其他疾病：相应治疗
7
有限的筛查试验（如CBC、CRP、粪钙卫蛋白、乳糜泻血清学试验）
8
发现异常？
是
否
9
肠易激综合征（IBS）
10
评估粪便性状（利用Bristol粪便性状量表）
11
便秘型IBS（IBS-C）
12
混合型IBS（IBS-M）
13
腹泻型IBS（IBS-D）
14
不定型IBS（IBS-U）

图 3-1

图 3-1 注释

1. 患者描述腹痛症状时应进一步说明其发生频率、部位、特点、持续时间、放射性（如果有）及诱发和缓解因素。排便模式根据粪便性状类型、排便频率和排便难易程度来定义。如果腹痛与排便习惯改变存在时间关系则应确定两者关系。参考下文列出的报警征象，应注意直肠出血、贫血史或非人为体重下降。
2. 应获得患者目前症状的详细病史，包括患者认为引起其症状的原因，以及既往史、手术史、饮食情况、心理社会因素和用药史。IBS 的疼痛通常呈弥散分布，定位不明确，但部分患者诉疼痛有一个（或多个）特定位置。尽管 IBS 疼痛可位于腹部任何位置，但更多出现在中下腹部。IBS 腹痛极少每日发作，反而呈间断性发作（平均至少每周 1 次）；或者症状持续数天[20]，但腹痛是间断性的。疼痛经常由进食诱发[21]，禁食可缓解。IBS 患者排便习惯的共同特征是不可预测及排便频率或性状的改变伴随腹痛发生。部分患者诉腹痛可在排便后缓解，高度提示腹痛起源于结肠。排便习惯紊乱可以包括排便急迫感，经常但并非总是伴随松散粪或干硬粪。典型 IBS 混合型患者可能在同一天排干硬粪和软粪，通常开始时为成形粪，随着远端结肠到近端结肠的内容物被排空，而逐渐变为软粪。

   体格检查包括腹部触诊检查肿块与腹水，进行直肠指检要求患者收紧肛门然后再模拟排便动作。检查目的是寻找功能紊乱、炎症性肠病、肛裂或肿块的证据。根据准确的症状模式分类、患者年龄、有无报警征象（框 3），尤其是患者腹痛与排便习惯改变是否有关联，在该阶段可以暂定诊断为 IBS（见下述讨论）。
3. 患者初诊时应进行系统问询排除报警征象。发现这些报警征象时提示需详细考虑鉴别诊断并采取合适的检查。美国胃肠病学院和英国胃肠病学会近期发表了流程指南[22,23]，包括以下“危险信号”。

   （1）明确存在的非人为体重下降。

   （2）夜间症状。

   （3）结肠癌家族史。

   （4）粪便带血。

   （5）近期抗生素使用史。

   （6）相关体格检查异常。

   （7）年龄＞ 50 岁。

   （8）近期发生的症状。

   这些危险信号其中一些最初是在 IBS 的 Kruis 评分系统中应用[24]，该系统中出现“体格检查有异常发现或可提示存在其他疾病的特征”、红细胞沉降率（ESR）> 10mm/h、白细胞计数> 10 000/ml、贫血或粪便带血史等情况时，评分为阴性，诊断 IBS 的可能性下降。该系统可行性优于 Manning 标准，其阳性似然比为 4.6，而取任意 3 项的 Manning 标准仅为 2.9[25]。一项研究详细检查了 154 例症状支持 IBS 的门诊患者后证实了危险信号的价值。符合罗马标准且不存在危险信号诊断 IBS 的敏感性为 0.65，特异性高达 100%。随后一项前瞻性研究纳入了 95 例符合罗马 I 诊断标准同时不存在危险信号的患者，结果显示诊断的真阳性率为 93%，仅有 2 例为假阳性[26]。因此，当不存在危险信号时，临床诊断 IBS 是安全的。而且已有一系列研究证实，一旦做出该诊断则很少需要修改[27]。然而，危险信号其实是很常见的，这也意味着大多数患者必须进行某类型检查[28]。

4, 5. 如果存在一个或多个报警征象，需要进行进一步检查。相关血液学检查包括全血细胞计数（CBC）、C 反应蛋白（CRP）及难治性腹泻患者的组织转谷氨酰胺酶（tTG）抗体和粪便钙卫蛋白。贫血或者炎症指标（如 CRP）升高可能由隐匿的克罗恩病引起。年龄较大的患者，其贫血可能是由于存在大的结肠息肉或癌症。这些简单价廉的检查结果通常正常（符合罗马Ⅱ标准且不存在报警征象的患者有 1% ~ 2% 是异常的）。tTG 抗体阳性提示乳糜泻（在二级医院该检查的敏感性与特异性均为 95%）。数个研究提示 IBS 患者检出甲状腺异常仅为偶然发现[29]，而且极少情况下纠正异常能缓解 IBS 症状。因此，怀疑 IBS 的全部患者进行促甲状腺激素（TSH）检查不能成为临床指征。贾第鞭毛虫病时粪便检查可以检出包囊。但是，一次检查的敏感性仅为 65%，要达到 85% 的敏感性需三次样本检查[30]。粪便的抗原检查优于显微镜检查[31,32]。在美国进行的大规模研究已证实并不值得检查粪便中的其他寄生虫，但在其他寄生虫病常见国家却并非如此[33]。体重下降和慢性腹泻应考虑人类免疫缺陷病毒（HIV）感染的可能，应询问患者有无静脉药物滥用或与多个性伴侣的无保护性交史。如果有，应进行 HIV 感染的血清学检测及 CD4 T 细胞计数。在症状发作前，近期有抗生素用药史应该考虑艰难梭菌感染的可能。

患者有前 4 项报警征象中的一项或多项时需进行结肠镜检查，以排除结肠癌或炎症性肠病。在结肠镜检查时，即使肉眼下黏膜正常也应进行活检，因为可能存在显微镜下结肠炎或结肠黑变病（提示服用蒽醌类泻剂）。随着年龄增加显微镜下结肠炎的患病率显著增加，40 岁以下患者少见，但 70 岁以上的难以解释的腹泻患者中显微镜下结肠炎约占 1/10[34]。“显微镜下结肠炎”包括胶原性肠炎，其中 87% 患者为女性；还包括淋巴细胞性结肠炎，发病无明显性别偏倚[35]。由于贫血或 CRP 升高怀疑克罗恩回肠炎时，应在结肠镜检查时进行回肠末端检查及活检来证实诊断。口服钡剂造影或 CT 小肠成像检查都可以作为检查手段。育龄患者进行成像检查时放射性应控制在最小剂量，如可能，优选小肠 MRI 成像。胶囊内镜可以作为一些高度怀疑克罗恩病但其他检查均未成功的患者的备选检查方法[36]。

在不存在胃酸缺乏、“盲袢”、憩室、狭窄或严重小肠动力障碍（慢性假性肠梗阻）的情况下，小肠细菌过度生长（SIBO）是罕见的。质子泵抑制剂和恶性贫血是引起胃酸缺乏最常见的原因。原发性 SIBO（可能由动力异常引起）是否导致 IBS 仍存在争议，但在大多数个体中是不可能的。应在专门的中心抽取空肠液培养做出诊断。使用这种高特异性的检查，符合罗马标准诊断为 IBS 的患者中 SIBO 的发生率仅为 4%[37]。葡萄糖氢呼气试验检查更为简便，但可信度较低，敏感性和特异性均较差（分别为 41.7% 和 44.4%）[38]。

胆汁酸吸收不良（BAM）可以通过服用 ^{75}Se 标记的牛磺酸胆酸 7 天后测定其体内潴留百分比（SeHCAT 试验）进行诊断。百分比＜ 5% 常见于急性发病的感染后 BAM，这样低的百分比也预示患者对考来烯胺治疗反应佳[39]。百分比为 5% ～ 10% 也是异常的，此区间内的患者仅 50% 对考来烯胺治疗有反应。如果无法进行 SeHCAT 试验，也可以采用血清 C4 检测或者粪便胆酸检测，虽然这些并非常规检查[40]。考来烯胺试验性治疗也可以替代使用。BAM 通常伴随夜间症状和（或）排便重量超过 250g[41]。

6. 乳糜泻和贾第鞭毛虫病的精确发病率取决于患者的生活地及籍贯，在很多国家这些疾病比炎症性肠病更多见。尽管结肠癌在＜ 40 岁人群很罕见，但可在任意年龄发病。其他诊断可能包括乳糜泻、果糖 / 乳糖不耐受、贾第鞭毛虫病、炎症性肠病、显微镜下结肠炎、小肠细菌过度生长及结直肠新生物。
7. 如无报警征象时，仍需进行有限的检查以排除伴随 IBS 或误诊为 IBS 的疾病。大部分指南[22,23]推荐进行 CBC 和乳糜泻血清学检查，尤其是对有腹泻或混合型排便习惯的患者。诊断 IBS 之前，应阐明任何可能引起贫血的病因。许多成年女性患者，贫血可能与月经失血相关，但应排除其他原因。对于儿童，CBC 检查对 IBD 的诊断敏感性高，特异性中等[42]。CRP ＞ 5mg/L 对于诊断炎症性肠病敏感性较低（50%），但特异性好（81%），存在腹泻时应进行该检查[43]。筛查乳糜泻的价值取决于该病在待查人群中的患病率。北欧地区的人群患病率约 1%，而符合罗马Ⅱ诊断标准的非选择性 IBS 人群中乳糜泻患病率为 4.6%[44]。美国 IBS 患者的乳糜泻患病率在 0.4% 左右[44]。存在乳糜泻时，患者对去麦胶饮食的反应可以提示该病引起 IBS 样症状的程度。
8. 如果有限的筛查发现一项或多项阳性结果，需进行进一步检查（框 4）。

9. 如患者症状符合罗马Ⅳ关于 IBS 的诊断标准（见下文），无报警征象（见上文注释 3），且有限的检查结果均为阴性，则可以诊断为 IBS。

罗马Ⅳ的 IBS *诊断标准* *

反复发作的腹痛，近 3 个月平均发作至少每周 1 日，伴有以下 *2 项或 2 项以上*：

（1）与排便相关

（2）伴有排便频率的改变

（3）伴有粪便性状（外观）改变

* 诊断前症状出现至少 6 个月，近 3 个月符合标准

对患者及一般人群进行因素分析时，应同时采用这些标准[45]。患者发生的一些 IBS 相关症状，其特异性不足以纳入诊断标准中。这些症状包括腹胀感、排便不尽感、排便费力或排便急迫感及存在排气增多和嗳气。IBS 常见的肠道外症状也应进行评估，因为这些症状同样需要治疗，包括偏头痛、慢性疲劳、伴随纤维肌痛的弥漫性肌痛、背痛、性交痛和痛经。约 10% 的 IBS 患者，多数为 IBS 腹泻型患者主诉其症状开始于一次急性细菌性肠道感染[46,47]。

应该向患者解释 IBS 诊断的意义。症状的模式及与某些加重因素间的联系可能提示应激和饮食的影响。许多患者询问饮食是否重要，尤其关心是否对乳糖不耐受。乳糖不耐受的患病率因种族不同而存在差异性（中国 90%，亚洲 60%，东方地中海人群 40%）。北欧仅 10% 的患者存在乳糖不耐受[48]。很多患者意识到日常饮食与症状的联系而避免食用。乳糖不耐受的症状包括腹痛、胃肠胀气和腹泻。然而，IBS 患者乳糖不耐受的发生率与健康人群相似[49]，尽管 IBS 患者对于摄入乳糖后引起的小肠和结肠扩张更为敏感。中国有 97% 以上的成年人缺乏乳糖酶，最近这里的一项研究发现，与症状最为相关的是焦虑或回肠肥大细胞密度[50]。乳糖的影响是和剂量相关的，除非每天摄入超过 240ml 牛奶或等量乳制品，否则乳糖不耐受不大可能引起症状[51]。考虑果糖或者相关成分的可能影响也是很重要的。最近果糖的摄入一直在显著增加，特别是从软饮料中摄取的果糖。由于果糖吸收性差，摄入大量果糖会超过小肠吸收能力并导致胃肠胀气和腹泻[52]。有时剔除饮食提示小麦和乳制品可能引起部分患者腹泻和腹胀，而调整饮食后可长期改善症状[53,54]。一些最新研究采用可酵解的寡糖、二糖、单糖和多元醇（FODMAP）饮食，有明显获益[55,56]，但这种疗效并不优于 IBS 患者标准饮食所产生的效果[57]。

10. 问诊时根据患者的排便习惯对 IBS 进行亚型分类是有用的。在罗马Ⅳ分类中，分型依据 Bristol 粪便性状量表（BSFS，图 1）。图 2 说明了如何利

用Bristol量表区分粪便性状进而计算异常排便即松散粪或干硬粪所占百分比。主导型排便习惯是基于排便异常时期内的粪便性状而定。结合以上列出的诊断标准，可以精确鉴别以腹泻为主的腹泻型IBS（IBS-D）、以便秘为主的便秘型IBS（IBS-C）、不同时间松散粪与干硬粪交替出现的混合型IBS（IBS-M），以及排便习惯不能准确归入以上3个亚型中任一型的不定型IBS（IBS-U）。部分IBS患者在排便时间与粪便性状上有极大变异性，难以进行亚型分类[58]。另外，由于典型的IBS症状呈平均5日的波动变化，导致排便模式的不确定性。在此类患者中，使用Bristol量表做连续2周排便日记有助于确定患者的主导排便模式，从而指导治疗。

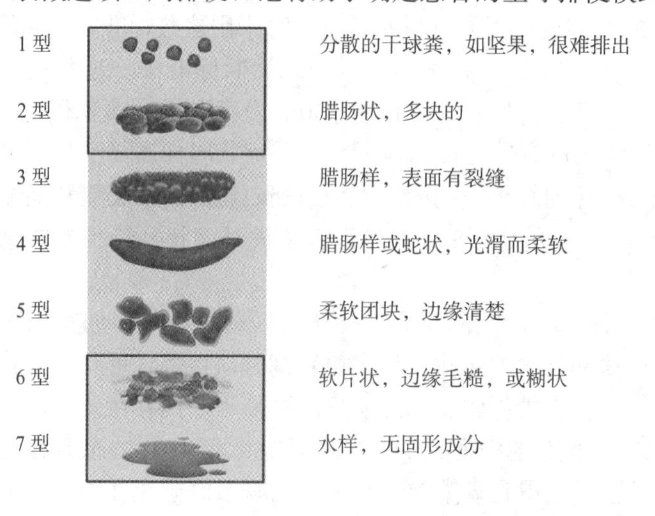

图1 Bristol粪便性状量表

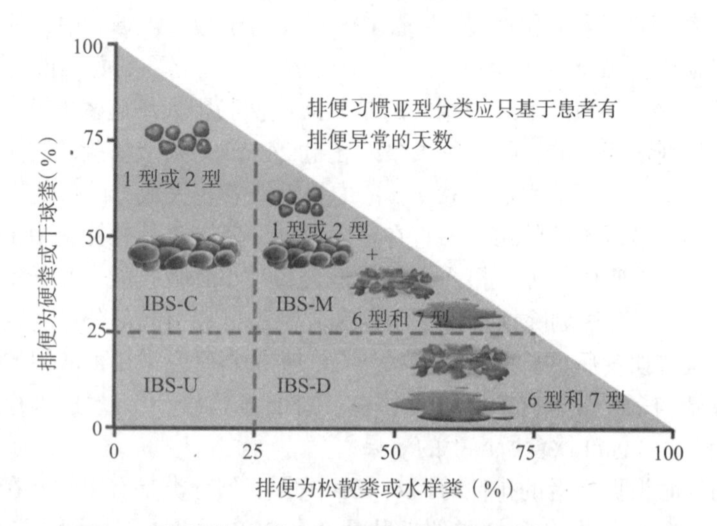

图2 罗马Ⅳ标准的IBS亚型分类：粪便性状

图 2 说明了如何利用 Bristol 量表区分便秘型 IBS（IBS-C）、腹泻型 IBS（IBS-D）、混合型 IBS（IBS-M，常同时出现松散粪与干硬粪，每种粪便性状出现＞ 25 %）及不定型 IBS（IBS-U，松散粪或干硬粪不多见，出现＜ 25%）。图中的图例描述的粪便性状，用来指示在问诊时或日记中记录的主要（＞ 25 %）粪便性状。需注意实际情况中 IBS 患者部分时间内排便正常，因此亚型分类应基于患者有异常排便即松散粪（6 型、7 型）或干硬粪（1 型、2 型）时的粪便性状。这也使 IBS 患者分为以下亚型：IBS-C、IBS-D、IBS-M 及无特定排便习惯占主导的 IBS-U。

［IBS-C：便秘型 IBS；IBS-D：腹泻型 IBS；IBS-M：混合型 IBS（即粪便性状 1/2 型＞ 25 %，6/7 型＞ 25 %）；IBS-U：不定型 IBS，没有任意一种排便性状＞ 25 %］

11 ~ 14. Bristol 量表在罗马Ⅳ诊断标准中被用来鉴别 IBS 患者的粪便性状。IBS 亚型的分布在不同人群中是变化的。一项大样本研究中，最常见的亚型是 IBS-M（46%），其次是 IBS-C（17%）和 IBS-D（32%），3.9% 的患者为 IBS-U[59]。这一现象是很重要的，因为近 1/3 的患者其亚型分类在 IBS-D 与 IBS-C 之间转换超过 1 年（之前称为交替型 IBS），而且高达 75% 的患者由腹泻型或便秘型转变为混合型[60]。由于几种 IBS 治疗药物可以靶向改变排便习惯，亚型分类能够帮助消化科医生在患者就诊时选择恰当的治疗。由于亚型是可变的，因此患者和医生都应做好准备，随时间推移改变药物或换用其他治疗方法。

病例 3-2　慢性便秘

病史

一位 40 岁的美发师因长期排便次数减少及硬粪就诊于消化科（图 3-2，框 1）。患者平均每周排便 2 次，多数情况下排便相当费力。粪便为小而硬的球状，从未排松散粪或水样粪，除非使用缓泻剂。消化医生向患者展示 Bristol 粪便性状量表（BSFS），患者认为其粪便通常为 1 型或 2 型。这些症状已出现 8 年，最近 2 年逐渐加重（框 2）。患者否认需自己用手协助排便，未诉排便阻塞感。

患者无腹痛，但存在 1 周数次腹胀，月经量多且持续 7 天。患者每日吸烟 5 支，不饮酒。未服用引起便秘的药物（框 2）。育有 2 个孩子，均为自然分娩无并发症。否认抑郁，且有活跃的社交生活。膳食摄入足够的水果、蔬菜及膳食纤维。患者既往无其他相关疾病，无便秘、肠癌或其他胃肠道疾病家族史。无体重减轻或其他报警征象（框 3）。

体格检查包括腹部查体正常。肛门检查可见明显的小痔，直肠指检仅发现较硬粪便。需特别指出，肛门括约肌张力正常，模拟排便动作时耻骨直肠肌松弛及会阴部正常下降（框 2）。患者尝试用过一些非处方药物，包括粪便软化剂和草药茶，均未见明显疗效。最近患者发现晨起服用 2 片比沙可啶，有时可在一天内有完整排便，但改善效果短暂。

由于缺乏报警征象，且无证据支持盆底肌功能障碍或肠道习惯改变(见“顽固性便秘及排便困难”诊治流程，102 页)，消化科医生做出功能性便秘的诊断（框 11）。医生解释了便秘的可能机制，并建议患者服用低剂量的车前草，在几周的过程中缓慢加量同时摄入足量液体（框 12）。医生指导粪便干硬时添加聚乙二醇散剂（PEG）。3 个月后，患者诉其粪便性状有明显改善，为 Bristol 量表的 3 型或 4 型，较少排便费力，且一周排便 3 ~ 4 次（框 13）。患者在此时期内常规服用车前草，需要时服用聚乙二醇散剂，并乐于长期应用本方案（框 14）。

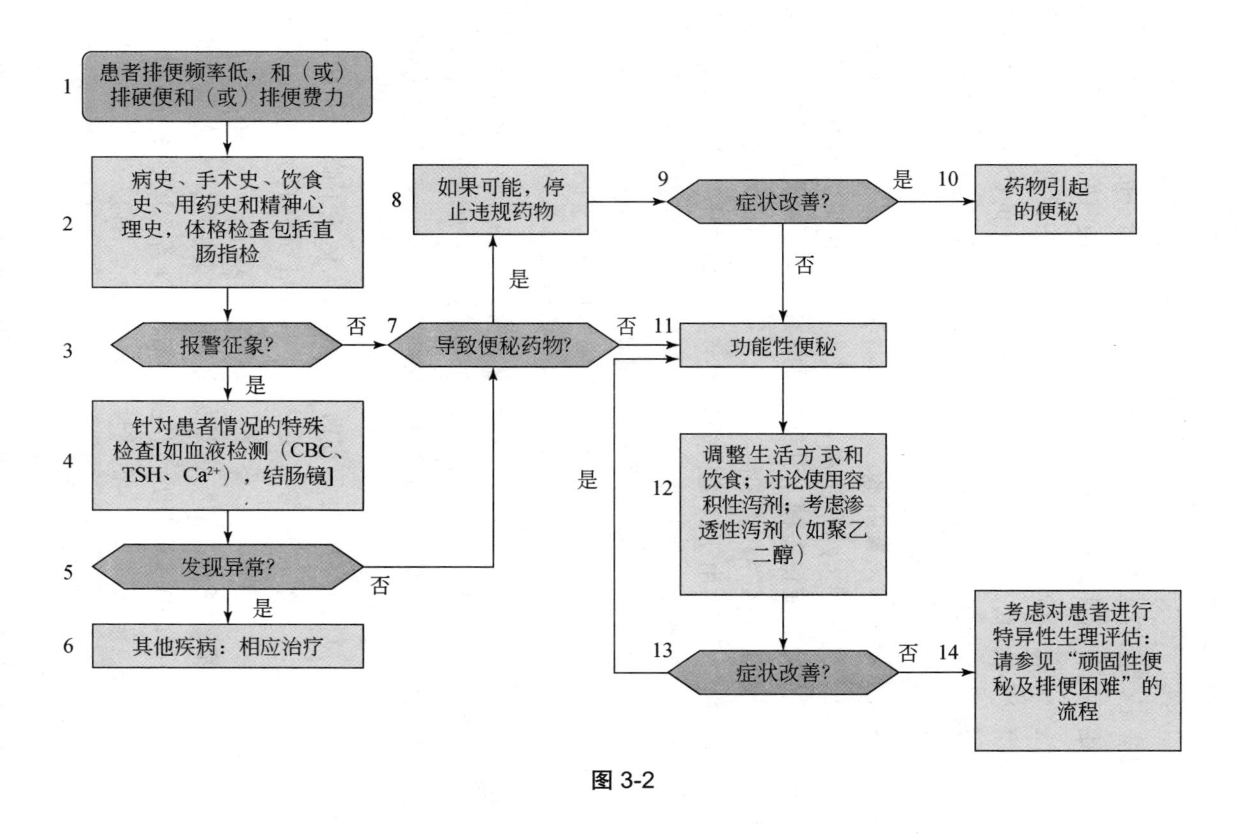
1
患者排便频率低，和（或）排硬便和（或）排便费力
2
病史、手术史、饮食史、用药史和精神心理史，体格检查包括直肠指检
3
报警征象?
是
否
4
针对患者情况的特殊检查[如血液检测（CBC、TSH、Ca^{2+}），结肠镜]
5
发现异常?
是
否
6
其他疾病：相应治疗
7
导致便秘药物?
是
否
8
如果可能，停止违规药物
9
症状改善?
是
否
10
药物引起的便秘
11
功能性便秘
12
调整生活方式和饮食；讨论使用容积性泻剂；考虑渗透性泻剂（如聚乙二醇）
13
症状改善?
是
否
14
考虑对患者进行特异性生理评估：请参见“顽固性便秘及排便困难”的流程

图 3-2

图 3-2　注释

1. 应获得患者排便模式的详细描述。由于这类描述往往并不一致，医生应考虑让患者在家记录下次就诊前的粪便日记，使用 Bristol 量表记录粪便性状及排便次数。这会是一种发现引发症状可能原因的有效方法。此外，特定的排便模式也有助于确定治疗方法。初诊时，不仅要询问患者的排便频率和性状，也应记录患者施力及有无排便不尽感。需要用手指协助排便（便秘女性患者用手指伸入阴道压迫直肠辅助排便）或排便时间延长可能提示排便障碍。慢性便秘（CC）发生腹痛或不适的数量存在相当大的变化。患者主诉有腹痛或不适时，通常符合便秘型 IBS（IBS-C）的诊断标准。但如果疼痛为次要症状，则更适合诊断为功能性便秘。然而，应该承认的是，在两种疾病间存在症状的重叠。
2. 病史应包含症状出现时的诱发因素。可能的诱发因素包括新近使用致便秘药物（非处方药、草药和天然添加剂，见框 7）及膳食中缓泻成分减少，缓泻成分如纤维素、非淀粉多糖、乳糖（可能有乳糖不耐受的人群）、果糖和多元醇，特别是甘露醇和山梨醇。与衰老相关的不良牙列可能导致患者摄取纤维性食物减少。由于其他疾病如关节炎或心肺疾病导致运动减少也可能与便秘相关。整体健康状况不佳可能与液体摄入不足有关，利尿药导致脱水加重常与养老院人群的便秘有关。患者的一般检查可能提示脱水、贫血或偶发的甲状腺功能减退。全面的腹部检查应包括直肠指检，检测静息时和收缩时的肛门括约肌张力。模拟排便时应检测耻骨直肠肌、直肠括约肌的正常松弛与会阴下降，但应当注意患者有窘迫感可能产生误导。让患者重复该检查有助于将假阳性结果可能性降至最低。如未能检测到耻骨直肠肌松弛及会阴下降，则可能存在排便功能障碍[61]（见“顽固性便秘及排便困难”诊断流程，102 页）。
3. 最重要的报警征象包括近期排便习惯改变、非人为体重下降（> 10% 理想体重）、夜间症状、结直肠癌家族史、非痔或肛裂引起的直肠出血或年龄> 50 岁。
4. 若存在一个或多个报警征象，结肠镜是最重要的检查手段。全血细胞计数（CBC）、C 反应蛋白（CRP）及粪便钙卫蛋白可辅助排除隐匿性贫血或炎症。可以进行甲状腺功能减退和高血钙的代谢检测，特别是有临床指征的患者，但检查结果很少会改变治疗方法[29]。

4 ~ 6. 结肠癌在 50 岁以下少见。结肠黑变病是结肠黏膜的特殊色素沉着，一些患者行结肠镜检查时可发现，并提示长期服用蒽醌类泻剂。甲状腺功能减退在普通人群中较常见，但在缺乏甲状腺疾病的其他特征如嗜睡、畏寒和体重增加时，很少表现为便秘症状[62]。高钙血症也可与便秘相关，但在缺乏潜在疾病的其他症状（如骨髓瘤患者的背痛或贫血）时极为少见[63]。

7. 如果进一步检查未发现报警征象或异常，应考虑药物影响。可导致便秘的药物包括阿片类（如可待因、吗啡、曲马多、双氢可待因）、三环类抗抑郁药（如阿米替林、地昔帕明、去甲替林）、含钙抗酸药、利尿药、铁剂、化疗药（如索拉非尼、克拉屈滨）和抗精神病药物（如喹硫平、氯丙嗪、舒必利）。

8 ~ 10. 如果怀疑某种药物导致或加剧便秘可停药，而当停药后便秘症状改善时则药物引起的便秘诊断成立（框 10）。换用较少引起便秘的阿片类药物［如奈福泮（nefopam）、他喷他多（tapentadol）］或镇痛药如非甾体抗炎药（NSAID）可能有效。戒断阿片类药物可能需要更多强化治疗。可乐定有助于缓解阿片类药物戒断症状，同时可作为非阿片类镇痛药（普瑞巴林）的替代药，尽管可乐定本身会导致部分患者便秘。如果可行，也应考虑将作用于中枢的阿片类药物与纳洛酮或作用于外周的μ-阿片受体拮抗剂（PAMORA）联用[64]。最近证实皮下注射甲基纳曲酮对恶性疾病患者应用阿片类药物引起的便秘症状有效，但仅限用于传统缓泻剂治疗无效的进展期疾病患者[65]。另一种口服的外周μ-阿片受体拮抗剂甲基纳曲酮口服制剂近期被美国FDA批准用于治疗阿片引起的便秘（OIC）[66,67]。如戒断阿片类药物不可行，则便秘常规治疗，包括番泻叶、聚乙二醇、比沙可啶、乳果糖、鲁比前列酮、利那洛肽及普芦卡必利等作为辅助药物可能有效[68]。尽管非安慰剂对照研究较少，但值得注意的是番泻叶作为一种更便宜的传统治疗药物，在一个小型试验中与新药鲁比前列酮对比，有同样效果[69]。

11. 如果无怀疑药物，或药物停用后便秘症状无改善且无报警征象时，可以诊断为功能性便秘。根据罗马标准定义，功能性便秘患病人群约占 14%[70]。危险因素有女性[70]、摄入热量减少、运动减少及年龄增长[71]。

罗马Ⅳ关于功能性便秘的诊断标准*

（1）*必须包括以下 2 项或 2 项以上***：
  a. 1/4（25%）以上的排便感到费力
  b. 1/4（25%）以上的排便为干球粪或硬粪（Bristol 粪便性状量表 1 ~ 2 型）
  c. 1/4（25%）以上的排便有不尽感
  d. 1/4（25%）以上的排便有肛门直肠梗阻 / 堵塞感
  e. 1/4（25%）以上的排便需要手法辅助（如用手指协助排便、盆底支持）
  f. 每周自发排便（SBM）少于 3 次
（2）不用泻剂时很少出现稀粪

（3）不符合肠易激综合征的诊断标准
* 诊断前症状出现至少 6 个月，近 3 个月符合以上诊断标准
** 以研究为目的时，如患者符合阿片引起的便秘（opioid-induced constipation，OIC）的诊断标准，就不应诊断为 FC，因为难以区分阿片的副作用和其他原因的便秘。但临床医生要注意功能性便秘和阿片引起的便秘二者可重叠

12. 治疗的主要目的是尽量较少用药，并依赖长期的行为及饮食措施。大多数安慰剂对照试验显示接受安慰剂治疗的患者其症状在大约 3 个月后与治疗组接近。这个结果提示多数患者可以通过长期行为调整和饮食得到治疗。然而，由于这些研究通常会要求患者保持稳定饮食，并且不推荐改变生活方式，上述结果也可能表示回归平均值或存在药物耐受。向患者强调常规摄取适量纤维素饮食（见上文注释 2）的重要性。还应向患者说明充足的排便时间、最佳排便姿势及合适的时间。例如，应鼓励患者尝试进餐后 30 ~ 60 分钟排便，此时胃结肠反射可以刺激结肠集群运动并促进排便。每天安排时间进行习惯性排便，可以有足够时间放松和从容地排便，有小孩的患者可以安排在晚上排便。训练排便可以提醒离家在外的患者不要忽视便意，并有助于克服排便心理障碍。简单的膨胀剂如卵叶车前果壳和欧车前可增加粪便含水量，进而增大体积并软化粪便。体积较大的粪便比小的粪便更易排出[72]。渗透性泻剂常用于治疗功能性便秘的症状。一些随机安慰剂对照研究[73]证实使用聚乙二醇（PEG）有效，甚至在粪便嵌塞时亦有效[74]。但应当注意，PEG 并不能缓解便秘型 IBS 患者的腹痛症状，尽管该药物可有效增加排便频率[75]。刺激性泻剂如番泻叶或渗透性泻剂如乳果糖可加重腹痛[76]。患者使用任意药物治疗便秘后，偶尔可出现水样粪，随之数天无排便。这可能被误解为便秘导致泻剂加量及过量使用。

    最近推出了一些新的药物可为上述方案失败的患者提供二线治疗。这类药物有鲁比前列酮和利那洛肽等，通过刺激肠道氯离子和水分子的分泌，可以增加完全自发排便次数，比安慰剂更为有效[77]。利那洛肽还具有镇痛作用，可以减少便秘型 IBS 患者的腹痛和腹胀症状[78]。恶心的副作用可能会限制鲁比前列酮的使用，不过这些药物仍是安全的并可良好耐受[79]。普芦卡必利是一种 5-HT_4 受体激动剂，是结肠促动力药，是对泻剂治疗无应答的功能性便秘患者的另一种选择[80]。

13. 症状改善可支持功能性便秘的诊断，现阶段应制订长期治疗计划。症状改善时应减少药物使用，因为改善排便是为了更自由地饮食，并形成更好的饮食习惯。

14. 如便秘症状无改善，患者仍诉排便次数少和（或）排便困难，特别是有肛门直肠阻塞感和（或）排便时需手指辅助排便，患者应进行肛门直肠功能测定（肛门直肠压力测定、球囊逼出试验和肛门直肠影像学检查）及结肠传输试验。可确定患者是否存在排便功能障碍、结肠慢传输，或两者皆有并导致便秘（见“顽固性便秘及排便困难”，101 页）。

病例 3-3　慢性无痛性腹泻

病史

患者男性，27 岁，会计师，主因“频繁水样粪 2 年”就诊于消化内科（图 3-3，框 1）。其每日排便 5 ~ 6 次，常伴明显排便急迫感但无大便失禁。患者晨起时常需立即排便，并且在早晨频繁出现数次，每次排便时仅有少量粪质且均为水样粪或松软粪。消化科医生向患者展示 Bristol 粪便性状量表（BSFS），其确认大便经常表现为 6 或 7 型。患者自发病以来没有脂肪泻表现，无便中带血或黏液，未诉腹痛和体重减轻。其夜间很少因排便急迫感醒来，且无结肠癌家族史（框 3）。腹泻常在无任何明显前兆时突然发生，如胃肠炎发作、抗生素的应用或严重的应激事件，并且在就诊前的 2 年大便性状类型没有改变。该患者无其他不适和手术史，无相关胃肠道疾病家族史或其他疾病。12 个月前其家庭医生安排的血常规和生化检查均正常。患者曾短时服用洛哌丁胺，但发现很难调整该药剂量以避免便秘进行性加重。患者否认正应用任何药物包括泻药治疗。患者不吸烟但每日饮酒最多 30g。其乳糖摄入仅限于每日 1 小杯牛奶，并且不饮含咖啡因类饮料、糖果、人造甜味剂或防腐剂。患者从未去过任何流行腹泻的地方，并且只饮用自来水和瓶装水。在询问中，患者描述其工作压力很大，时常担心会失去目前在公司中的职位。这种担心导致其睡眠差，并且患者发现和其 3 岁的女儿相处困难（框 2）。体格检查阴性。血压 125/75mmHg，脉搏 70 次 / 分 。在直肠检查时出现稀粪（BSFS 6）。但肛门括约肌压力正常，同时肛门外括约肌主动收缩正常（框 2）。

消化专科医生安排了进一步的检测，包括全血细胞计数、C 反应蛋白、尿素氮及电解质、钙、促甲状腺激素和乳糜泻血清学检测（组织转谷氨酰胺酶 / 肌内膜抗体），还有粪钙卫蛋白（框 7）。以上所有检查均在正常范围内（框 5）。第二次经验性药物试验性治疗采用考来烯胺治疗未见好转。患者持续报告每日多次水样粪（排便日记显示粪便 6、7 型，从未正常）。因为慢性症状和对两种经验性药物（洛哌丁胺和考来烯胺）的治疗结果均失败，医生又安排了大便检查虫卵、囊孢和寄生虫。此外还安排了结肠镜检查。医生和患者讨论是否同时进行上消化道内镜检查。为了减少镇静药的风险和费用（自付款），其同意行上消化道内镜检查并同时行十二指肠活检。粪便检查正常。结肠和十二指肠活检正常，没有黏膜炎症、脂肪泻或结肠黑变病的证据。患者否认 HIV 感染危险因素。由于患者除了非常焦虑外没有其他问题，消化专科医生要求其完成“功能性胃肠病罗马Ⅳ心理社会警报问卷”，结果提示明显焦虑。该患者暂定诊断为功能性腹泻，消化专科医生向患者解释该诊断（框 8），并推荐了一些可以控制腹泻症状的药物来安抚患者，并且会继续跟进指导患者的治疗，以发现重要的病情变化。医生还说明了焦虑在导致患者症状中可能起到的作用。当患者理解这种联系后，医生推荐其可以咨询和（或）接受专业心理健康服务。当患者在进行了 2 个月规律和剂量精确的抗腹泻药物治疗并减少酒精摄入后，症状并未缓解。消化专科医生安排了进一步的检查（框 10）。地芬诺酯 + 阿托品试验性治疗 1 个月未缓解腹泻症状。腹部 CT 扫描正常。泻药测试阴性。功能性腹泻诊断确定，接下来的治疗主要集中在减轻焦虑症状和避免食用可加重患者症状的特殊食物上（框 11）。

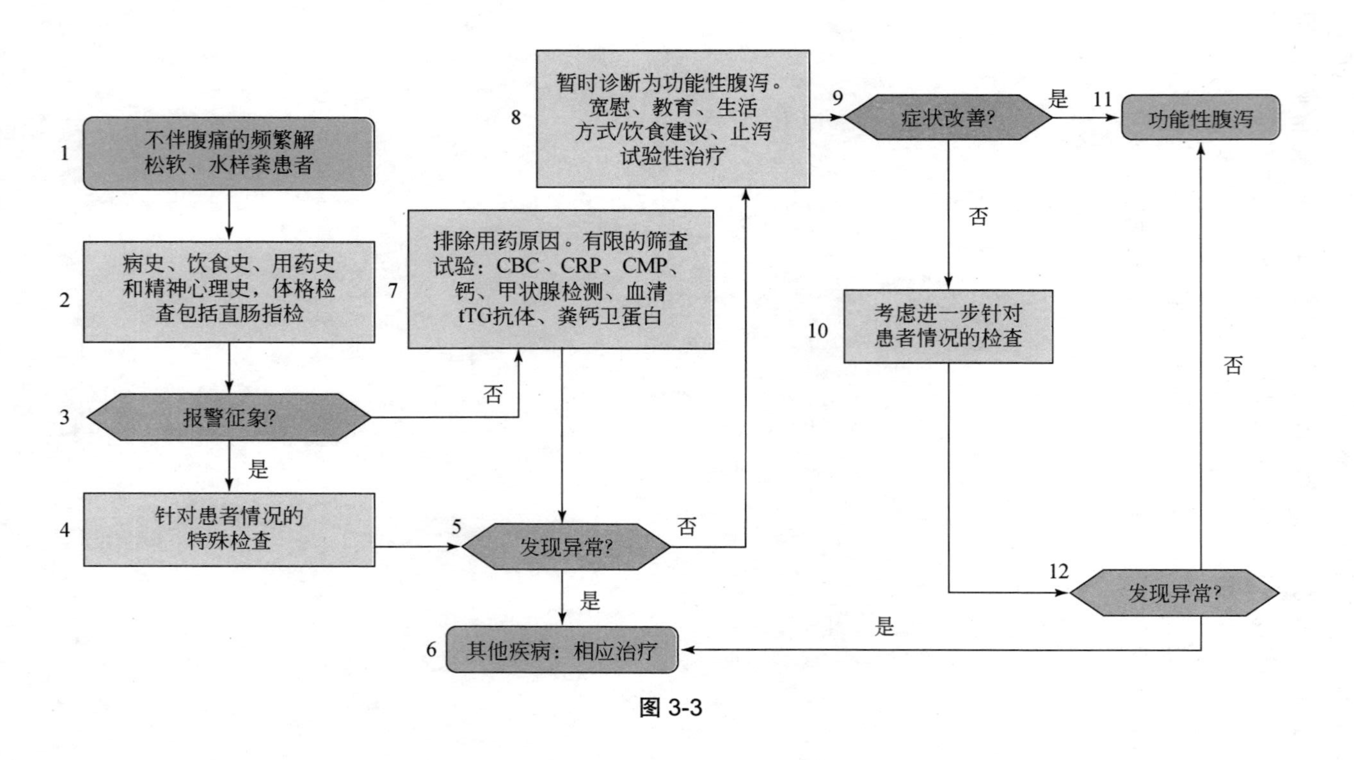
1
不伴腹痛的频繁解
松软、水样粪患者
2
病史、饮食史、用药史
和精神心理史，体格检
查包括直肠指检
3
报警征象?
是
否
4
针对患者情况的
特殊检查
5
发现异常?
是
否
6
其他疾病：相应治疗
7
排除用药原因。有限的筛查
试验：CBC、CRP、CMP、
钙、甲状腺检测、血清
tTG抗体、粪钙卫蛋白
8
暂时诊断为功能性腹泻。
宽慰、教育、生活
方式/饮食建议、止泻
试验性治疗
9
症状改善?
是
否
11
功能性腹泻
10
考虑进一步针对
患者情况的检查
12
发现异常?
否
是

图 3-3

图 3-3　注释

1. 需要注意腹泻的粪便性状和类型，特别是粪便性状，可能为脂肪泻的特殊体征（如粪便油脂状，色淡；粪便浮于水面或粪便黏腻，需要多次冲水）。粪便量多少，这可能很难评估，还要评估可能存在的任何报警症状。应评估是否存在与之相关的腹痛。如腹痛存在，应考虑腹泻型肠易激综合征（IBS-D）的可能（图 3-1）。
2. 应当询问患者有无排便急迫感和（或）便失禁，因为这些症状严重影响生活质量。一些患者可能因感到尴尬而无法描述这些症状。医生应当询问腹泻开始是否伴随急性感染性疾病而考虑感染后肠道功能紊乱[81]，或其他可能预测的因素。简单心理评估是有益的。可以在就诊时直接询问患者，或者采取更简单和便捷的方式就是让患者在候诊或在家时填写医院焦虑抑郁量表[82]。胃肠道既往手术史或在症状开始出现时使用的新药物，如抗生素等均可能为病因。饮食史中应注意摄入过量可致腹泻的食物如高纤维饮食、水果、蔬菜、缓泻剂如山梨糖醇（口香糖中多见），或某些富含果糖和山梨糖醇的水果（如李子、樱桃、梨和苹果）[83]。Bristol 粪便性状量表可用于确定患者目前和一周粪便日记中最常出现的粪便性状。这可能是有用的，因为易变性是 IBS-D 的特征，而持续、无变化，特别是影响睡眠的腹泻，可能提示显微镜下结肠炎，胆盐吸收不良或其他器质性疾病。在体格检查中，应当特别注意器质性疾病的体征包括炎症性肠病（如腹部包块、贫血、杵状指）和吸收不良（如贫血、周围型水肿、口角炎、脊状甲、白甲症）。直肠指检应当包括肛门括约肌张力评估，因为括约肌功能弱可能相应减少对松软粪的容纳，显著增加排便频率。直肠检查、未清肠的肛门镜检查或粪便收集可以确定患者实际的粪便性质。

   重要的特殊问题应当包括出血、非人为的体重减轻、夜间腹泻或结肠癌或炎症性肠病家族史。近期抗生素用药史可能导致艰难梭菌结肠炎，虽然该病腹泻极度严重，不易误诊为功能性腹泻，但这一可能仍然存在。年龄大于 50 岁和（或）近期症状始发和（或）明显粪便量增多可能也是需要进一步检查的指征[22,23]。

3, 4. 根据患者过去史行进一步检查，包括患者居住地或曾旅行过的地方。一个简单的检查就是要求患者完成一个为期 7 天的粪便日记，记录每天排便的时间和根据 Bristol 粪便性状量表记录粪便性状。每日持续性腹泻提示需进一步深入检查。筛查检测包括全血细胞计数（CBC）、C 反应蛋白（CRP）、尿素氮和电解质、血钙、促甲状腺激素（TSH）、乳糜泻血清学检测、粪便感染性检测（如有近期抗生素用药史则包括检测艰难梭菌）、粪钙卫蛋白、结肠镜检查和活检，以及十二指肠活检。医生应当估计粪便量，特别是当其呈持续水样粪时。这种估计可能不准确，如怀疑其量偏大，应收集3天的粪便，检测其重量和进行其他分析（如缓泻剂、粪便电解质或脂肪含量）。若较重（如每日＞350g），应当行进一步检查和考虑其他诊断[6]。更多特殊检查包括小肠和其他腹部影像学、葡萄糖氢呼气试验或 ^{75}SeHCAT。血清学检测包括C4和成纤维细胞生长因子（FGF）19未来可能应用。

考来烯胺经验性治疗试验也可进行。这很重要，因为在一些资料中近1/3的患者诉有胆盐吸收不良或胆盐过量[41]，可能与受损的法尼酯衍生物X受体活化负反馈相关。这导致FGF19的释放。这种生长因子是胆汁酸合成中限速酶的天然循环抑制剂[84]。进一步检查，如红细胞叶酸、血清维生素 B_{12}、血清蛋白或其他检测也可按指征进行。排除药物相关性腹泻在此阶段非常重要（如含镁的抗酸药、脂肪酶抑制剂如奥利司他、秋水仙碱、血管紧张素转换酶抑制剂、米索前列醇、促动力药如红霉素和甲氧氯普胺，以及广谱抗生素等）。特别是询问腹泻初始时任何药物变化的做法已证明是有益的。

5, 6. 以上检查异常可能提示特殊的诊断或需要进一步检查，如十二指肠活检排除乳糜泻，或结肠镜回肠末段检查和活检排除克罗恩病（如尚未检查）。其他可能的诊断包括乳糜泻、贾第鞭毛虫病、炎症性肠病、显微镜下结肠炎、胆汁酸吸收不良、小肠细菌过度生长、结肠瘤变/绒毛状腺瘤、神经内分泌瘤及泻剂滥用。

7. 如病史和检查中未发现报警症状（框2），应行有限的筛查检查。如果这些检查结果均正常（框5），可暂时诊断为功能性腹泻（框8）。如果发现异常，则可能是其他诊断（框6）。

8. 如相关检查结果为正常或阴性，可暂时考虑功能性腹泻的诊断。医生应向患者解释该诊断并应再次确定患者未发现器质性疾病，并且一些病例会随时间推移自发性改善[85]。应提供指导意见让患者减少食用可能致腹泻食物（如麸皮和某些含多元醇、果糖及低聚糖的水果）[86]，以及减少摄入酒精。避免每日摄入＞240ml牛奶或同等量的奶制品可能有效[51]。当症状发作时排便日记可能有一定提示作用，避免一些可能导致症状加重的因素。可应用止泻药物（如洛哌丁胺、地芬诺酯＋阿托品）做试验性治疗，这种方法经常有效[87]。也可以尝试其他止泻治疗，如考来烯胺或考来维仑，这些药物是胆盐结合剂，可减少因结肠中胆盐过量引起的致泻作用。

9. 随访复诊对回顾患者症状和评估其疗效很重要。如果治疗有效，则功能性腹泻诊断可确定（框11），虽然长期效果尚不明确。有些病例自发减轻，但有些病例症状持续存在。

10. 如果症状未好转，应进一步检查，如检测胆汁酸吸收不良的SeHCAT试验、肠道激素的检测、结肠镜检查及活检检测显微镜下结肠炎和结肠黑变病(如尚未检查)。腹部CT检查也有指征。应当考虑泻剂检测，虽然现在罕见，但分泌性泻剂滥用是人为造成腹泻的病因，并可以解释一些持续性腹泻的原因[88]。如果尚未检测，应当应用“功能性胃肠病罗马Ⅳ心理社会警报问卷”(附文B)对心理学症状进行评估，如焦虑(尤其对大便失禁)，其本身即可导致频繁排便。如果检测均无异常(框12)，功能性腹泻则是最可能的诊断(框11)。

11. 应用早期罗马标准的调查发现，教科书中定义的功能性腹泻在普通人群中发病率＜2%。治疗方法包括服用洛哌丁胺和限制摄入含致泻成分的饮食。针对性的饮食建议可以帮助患者避免营养不当的饮食，因为患者为了控制症状可能拒绝更多种类的食物。许多病例最终可缓解[88]，但仍需更多的研究。
12. 进一步检查(框10)可能提供其他诊断(框6)。

罗马Ⅳ对功能性腹泻的*诊断标准*[*]

25%以上的排便为松散粪或水样粪[**]，且不伴有明显的腹痛或腹胀不适

* 诊断前症状出现至少6个月，近3个月符合以上诊断标准

** 应排除符合腹泻型肠易激综合征(IBS-D)诊断标准的患者

病史

患者女性，32 岁。主因“胀气和腹胀 1 年余”由其家庭医生要求转诊至消化专科医生处（图 3-4，框 1）。症状始于 1 年前在一次患“肠道感冒”后。当时主要症状为稀粪、水样粪。其丈夫和 5 岁大的女儿有相似的症状，但未长期出现。患者症状几乎每天出现，一天中逐渐加重。早上腹软、平坦。随着时间推移，患者感觉胀气和腹胀，并发现可见的腹部膨胀，“就像怀孕 5 个月一样”。患者未诉腹痛，排便情况已恢复正常。病史中值得注意的就是季节性过敏（框 2）。小时候曾行阑尾切除术。用药史包括每日口服避孕药，按需服用抗组胺药。患者诉虽然受症状困扰，但精神状态尚可。其全职工作。从饮食情况来看，患者摄入一些奶制品，禁食奶制品 1 周并没有改善胀气、腹胀或腹部膨胀的症状（框 2）。虽然不是严格的素食者，但是患者只摄入很少的动物蛋白质，主要的热量来源是每日摄入的谷物、水果、蔬菜。其体重一直很稳定。6 个月前全血细胞计数和促甲状腺激素检测均为正常（框 2）。大便隐血阴性。一级亲属中无乳糜泻家族史，不过患者认为一个表亲可能患此病。无炎症性肠病和恶性疾病家族史。体格检查无特殊。根据患者症状及在病史和检查中未见报警症状，暂时诊断为功能性腹胀和腹部膨胀（框 5）。向患者解释该病，并让其理解该病是良性功能紊乱。指导患者每日摄入纤维少于 20g，建议其尽量少食用半乳糖（干豆），避免食用富含果糖的玉米糖浆（如果汁、苏打、功能或运动饮料）（框 6）。随访 4 周后，患者表示症状有所改善但并未完全缓解（框 7）。同时其阅读了相关知识，询问自己是否有乳糜泻或小肠细菌过度生长。与患者详细的讨论并回顾其病情，包括该病患病率及所采用诊断试验的意义和花费。因为患者症状在进行饮食控制后没有完全缓解，所以进行了针对乳糜泻的血清学检测（血清 tTG 抗体）和 CRP 检测（框 8）。并推荐其继续调整饮食，避免摄入果聚糖（如洋葱、胡椒、芦笋）和多元醇（如山梨糖醇和木糖醇）。血液检测均正常，令患者感到放心。4 周后，患者诉其症状基本缓解。体重保持稳定。诊断为功能性腹胀和腹部膨胀。不推荐行其他检查（框 11）。

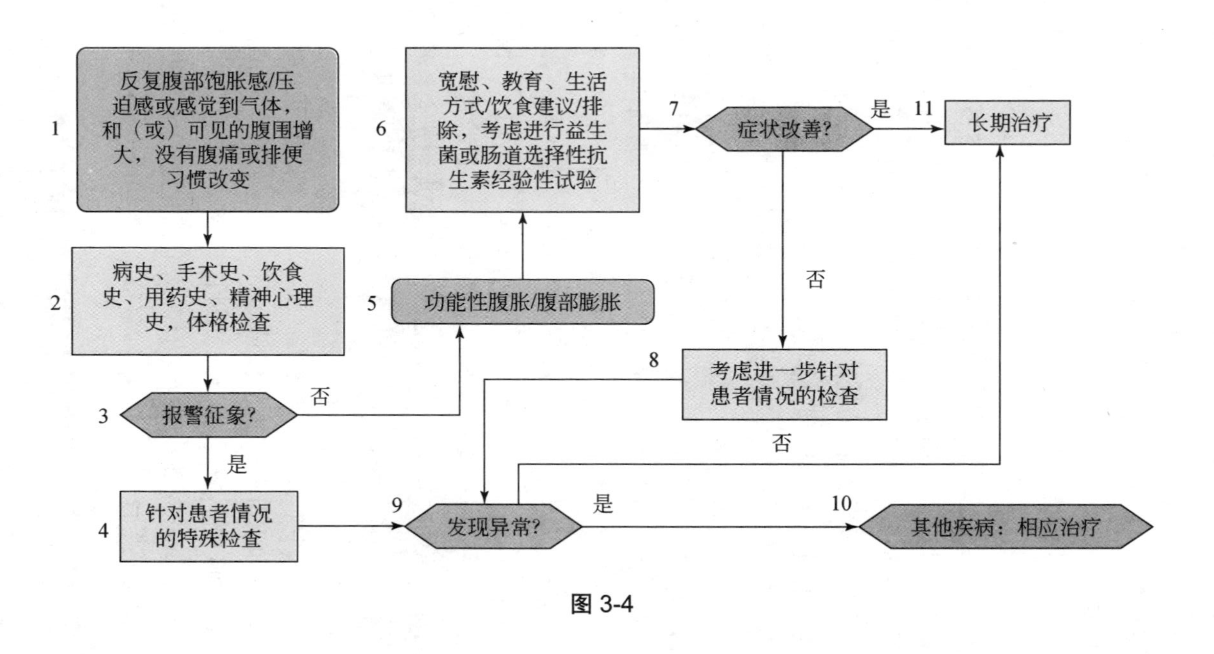
1
反复腹部饱胀感/压迫感或感觉到气体，和（或）可见的腹围增大，没有腹痛或排便习惯改变
2
病史、手术史、饮食史、用药史、精神心理史，体格检查
3
报警征象?
是
否
4
针对患者情况的特殊检查
5
功能性腹胀/腹部膨胀
6
宽慰、教育、生活方式/饮食建议/排除，考虑进行益生菌或肠道选择性抗生素经验性试验
7
症状改善?
是
否
8
考虑进一步针对患者情况的检查
9
发现异常?
是
否
10
其他疾病：相应治疗
11
长期治疗
图 3-4

图 3-4 注释

1. 腹胀是指一种来自腹部的主观感觉。它通常被描述为一种在腹部出现的紧致感、胀满感或膨胀的感觉。腹胀可能出现在上腹部、下腹部或两者皆有。不是所有语言中都有一个准确表述腹胀的词，因此进行跨文化比较时很困难。腹部膨胀是可见的、客观的腹围增大。尽管腹胀和腹部膨胀被认为是同义词，但是它们有不同的病理生理过程[11,89]。腹胀和腹部膨胀经常重叠出现，虽然一些患者诉腹胀，但无膨胀，反之亦然。诊断前症状出现至少 6 个月，近 3 个月有主要症状。患者症状应不满足其他功能性肠病的诊断。
2. 应全面地询问病史和进行体格检查。对一些患者，这些可能提示腹胀和腹部膨胀的原因。乳糜泻、糖尿病、胃转流手术及结缔组织病（特别是硬皮病）患者经常主诉腹胀和腹部膨胀[90]。饮食史可能提示致病因素，如奶制品、果糖、果聚糖、纤维素、半乳聚糖和糖醇（如木糖醇或山梨糖醇）[12]。药物可能使腹胀症状突然出现，因其改变了肠道微生态（如抗生素、益生菌）或减慢胃肠道传输（如阿片类药物）。精神心理因素（如压力、焦虑、躯体化）可能导致症状增多。功能性腹胀患者典型的主诉症状在一天中随着时间推移逐渐加重。早餐前症状最轻或者没有，一天中随着进食活动其症状逐渐加重。IBS 患者的下腹胀和腹部膨胀症状常可随排便和排气暂时缓解和改善。体格检查很重要，可以安慰患者并排除引起腹胀、腹部膨胀的器质性疾病。应该测量腹部是否客观的增大，如果没有，可以帮助患者区分腹胀症状和体格检查的腹部膨胀有何不同[13,91]。外科手术瘢痕说明有粘连的可能，这可能在症状发生过程中起重要作用。脏器肿大、包块、腹水、血管病变的证据（如杂音），或其他报警征象均提示进行诊断检测。
3. 病史和体格检查无报警征象，这更可能诊断功能性腹胀和（或）功能性腹部膨胀。
4. 应当发现报警征象（如贫血、消化道出血、非人为的体重下降、吞咽困难、反复发生的恶心和呕吐、严重便秘或顽固性便秘，或有乳糜泻、炎症性肠病或结直肠癌家族史），给予患者针对性的诊断检查，包括血液检测（CBC、CRP、乳糜泻血清学检测），内镜检查（上消化道内镜及小肠活检、结肠镜检查），或影像学检查（如小肠钡餐造影、磁共振小肠造影、CT 小肠造影、腹部和盆腔 CT 检查）。

5, 6. 如果病史和体格检查未发现报警征象，可暂时诊断为功能性腹胀和（或）腹部膨胀。做出诊断很重要，因为这可能帮助患者了解他们的病情，避免不需要的检查。应告知患者这种疾病是良性的。患者应避免可加剧症状的饮食（如过量纤维素、乳糖、果糖、果聚糖、半乳聚糖和糖醇）。如果出现便秘的症状应治疗。一些应用在治疗 IBS-C 或慢性便秘的药物可以改善腹胀这一伴随症状（如鲁比前列酮、利那洛肽、普芦卡必利、替加色罗）[92,93]。虽然应该认识到所有药物中没有一种被证明在只针对功能性腹胀患者中有效，但是经验性益生菌治疗可能改善一些患者的腹胀症状。另外，可以采用肠道选择性抗生素，不过要记住这可能影响以后的诊断试验（如检测碳水化合物吸收不良的呼气试验）。

7, 8. 症状改善支持功能性腹胀和（或）腹部膨胀的诊断，不再需要特殊检查。应指导患者继续进行改善症状的干预。如果症状不能改善，应行其他检查。而这些检查应该是合理的、系统的，且对风险和花费都经过慎重考虑。给所有患者行很多检查不符合成本效益，也不能使患者安心。因为随机对照试验（RCT）中的数据不足以逐步指导持续出现腹胀和（或）腹部膨胀的患者，所以如果之前并未行 CBC、CRP 和乳糜泻血清学检测（tTG 抗体）等这些检查，进一步完善这些检查是非常有意义的。接下来可以考虑行碳水化合物吸收不良呼气试验（乳糖、果糖），因为其是无创的、安全的、花费低廉的。虽然小肠细菌过度生长（SIBO）的患病率较低，也没有研究表明呼气试验可以预测抗生素治疗是否对患者有效，但也可以行呼气试验检测小肠细菌过度生长。经验性服用肠道选择性抗生素（如利福昔明）可能改善症状，计算所得需要治疗人数（NNT）是 10（参见流程第 5 步）[94,95]。如果以上检查结果均正常，而症状仍持续存在，应考虑行上消化道内镜检查及小肠活检，接着行小肠影像学检查（如小肠钡餐造影、磁共振小肠造影、CT 小肠造影）排除小肠器质性疾病。难治性腹胀和腹部膨胀患者对经验性治疗方法抵抗，并且上述检查结果均正常，则可考虑行腹部和盆腔 CT 检查[96]。

9. 如果在检查中发现任何器质性异常，应该按照适当的、患者特异性的方式进行治疗。

10, 11. 若诊断检查均为正常，则患者符合功能性腹胀和（或）腹部膨胀的诊断标准。

（张星玮 罗 茜 译，彭丽华 校）

参考文献

1. Costanza CD, Longstreth GF, Liu AL. Chronic abdominal wall pain: clinical features, health care costs, and long-term outcome. Clin Gastroenterol Hepatol 2004;2:395–399.
2. Gregory PL, Biswas AC, Batt ME. Musculoskeletal problems of the chest wall in athletes. Sports Med 2002;32:235–250.
3. Mearin F, Lacy BE, Chang L, et al. Functional bowel disorders. Gastroenterology 2016. In press.
4. Lewis SJ, Heaton KW. Stool form scale as a useful guide to intestinal transit time. Scand J Gastroenterol 1997;32:920–924.
5. Engsbro AL, Simren M, Bytzer P. Short-term stability of subtypes in the irritable bowel syndrome: prospective evaluation using the Rome Ⅲ classification. Aliment Pharmacol Ther 2012;35:350–359.
6. Palsson OS, Baggish JS, Turner MJ, et al. IBS patients show frequent fluctuations between loose/watery and hard/lumpy stools: implications for treatment. Am J Gastroenterol 2012;107:286–295.
7. Rey E, Balboa A, Mearin F. Chronic constipation, irritable bowel syndrome with constipation and constipation with pain/discomfort: similarities and differences. Am J Gastroenterol 2014;109:876–884.
8. Metcalf AM, Phillips SF, Zinsmeister AR, et al. Simplified assessment of segmental colonic transit. Gastroenterology 1987;92:40–47.
9. Probert CS, Emmett PM, Cripps HA, et al. Evidence for the ambiguity of the term constipation: the role of irritable bowel syndrome. Gut 1994;35:1455–1458.
10. O' Donnell LJ, Virjee J, Heaton KW. Detection of pseudodiarrhoea by simple clinical assessment of intestinal transit rate. BMJ 1990;300:439–440.
11. Agrawal A, Houghton LA, Lea R, et al. Bloating and distention in irritable bowel syndrome: the role of visceral sensation. Gastroenterology 2008;134:1882–1889.
12. Houghton LA, Lea R, Agrawal A, et al. Relationship of abdominal bloating to distention in irritable bowel syndrome and effect of bowel habit. Gastroenterology 2006;131:1003–1010.
13. Accarino A, Perez F, Azpiroz F, et al. Abdominal distention results from caudo-ventral redistribution of contents. Gastroenterology 2009;136:1544–1551.
14. Sykes MA, Blanchard EB, Lackner J, et al. Psychopathology in irritable bowel syndrome: support for a psychophysiological model. J Behav Med 2003;26:361–372.
15. Zigmond AS, Snaith RP. The hospital anxiety and depression scale. Acta Psychiatr Scand 1983;67:361–370.
16. Kroenke K, Spitzer RL, Williams JB. The PHQ-15: validity of a new measure for evaluating the severity of somatic symptoms. Psychosom Med 2002;64:258–266.
17. North CS, Downs D, Clouse RE, et al. The presentation of irritable bowel syndrome in the context of somatization disorder. Clin Gastroenterol Hepatol 2004;2:787–795.
18. Levy RL, Olden KW, Naliboff BD, et al. Psychosocial aspects of the functional gastrointestinal disorders. Gastroenterology 2006;130:1447–1458.
19. Drossman DA, Chang L, Bellamy N, et al. Severity in irritable bowel syndrome: a Rome

Foundation working team report. Am J Gastroenterol 2011;106:1749–1759.
20. Hahn B, Watson M, Yan S, et al. Irritable bowel syndrome symptom patterns: frequency, duration, and severity. Dig Dis Sci 1998;43:2715–2718.
21. Ragnarsson G, Bodemar G. Pain is temporally related to eating but not to defaecation in the irritable bowel syndrome（IBS）. Patients' description of diarrhea, constipation and symptom variation during a prospective 6-week study. Eur J Gastroenterol Hepatol 1998;10:415–421.
22. Brandt LJ, Chey WD, Foxx-Orenstein AE, et al. An evidence-based position statement on the management of irritable bowel syndrome. Am J Gastroenterol 2008;104（Suppl 1）:S1–35.
23. Spiller R, Aziz Q, Creed F, et al. Guidelines on the irritable bowel syndrome: mechanisms and practical management. Gut 2007;56:1770–1798.
24. Kruis W, Thieme C, Weinzierl M, et al. A diagnostic score for the irritable bowel syndrome. Its value in the exclusion of organic disease. Gastroenterology 1984;87:1–7.
25. Ford AC, Talley NJ, Veldhuyzen Van Zanten SJ, et al. Will the history and physical examination help establish that irritable bowel syndrome is causing this patient's lower gastrointestinal tract symptoms? JAMA 2008;300:1793–1805.
26. Vanner SJ, Depew WT, Paterson WG, et al. Predictive value of the Rome criteria for diagnosing the irritable bowel syndrome. Am J Gastroenterol 1999;94:2912–2917.
27. Sloth H, Jørgensen LS. Chronic non-organic upper abdominal pain: diagnostic safety and prognosis of gastrointestinal and non-intestinal symptoms. A 5- to 7-year follow-up study. Scand J Gastroenterol 1988;23:1275–1280.
28. Whitehead WE, Palsson OS, Feld AD, et al. Utility of red flag symptom exclusions in the diagnosis of irritable bowel syndrome. Aliment Pharmacol Ther 2006;24:137–146.
29. Cash BD, Schoenfeld P, Chey WD. The utility of diagnostic tests in irritable bowel syndrome patients: a systematic review. Am J Gastroenterol 2002;97:2812–2819.
30. Goka AK, Rolston DD, Mathan VI, et al. The relative merits of faecal and duodenal juice microscopy in the diagnosis of giardiasis. Trans R Soc Trop Med Hyg 1990;84:66–67.
31. Weitzel T, Dittrich S, Möhl I, et al. Evaluation of seven commercial antigen detection tests for giardia and cryptosporidium in stool samples. Clin Microbiol Infect 2006;12:656–659.
32. Nagaty IM, Hegazi MM. Dot-ELISA copro-antigen and direct stool examination in diagnosis of giardiasis patients. J Egypt Soc Parasitol 2007;37:641–648.
33. Hamm LR, Sorrells SC, Harding JP, et al. Additional investigations fail to alter the diagnosis of irritable bowel syndrome in subjects fulfilling the Rome criteria. Am J Gastroenterol 1999;94:1279–1282.
34. Olesen M, Eriksson S, Bohr J, et al. Microscopic colitis: a common diarrhoeal disease. An epidemiological study in Orebro, Sweden, 1993–1998. Gut 2004;53:346–350.
35. Pardi DS, Loftus EV Jr., Smyrk TC, et al. The epidemiology of microscopic colitis: a population based study in Olmsted County, Minnesota. Gut 2007;56:504–508.
36. Solem CA, Loftus EV Jr., Fletcher JG, et al. Small-bowel imaging in Crohn's disease: a prospective, blinded, 4-way comparison trial. Gastrointest Endosc 2008;68:255–266.
37. Posserud I, Stotzer PO, Björnsson ES, et al. Small intestinal bacterial overgrowth in patients with irritable bowel syndrome. Gut 2007;56:802–808.

38. Berthold HK, Schober P, Scheurlen C, et al. Use of the lactose-[13C]ureide breath test for diagnosis of small bowel bacterial overgrowth: comparison to the glucose hydrogen breath test. J Gastroenterol 2009;44:944–951.
39. Williams AJ, Merrick MV, Eastwood MA. Idiopathic bile acid malabsorption— a review of clinical presentation, diagnosis, and response to treatment. Gut 1991;32: 1004–1006.
40. Camilleri M, Busciglio I, Acosta A, et al. Effect of increased bile acid synthesis or fecal excretion in irritable bowel syndrome-diarrhea. Am J Gastroenterol 2014;109:1621–1630.
41. Sinha L, Liston R, Testa HJ, et al. Idiopathic bile acid malabsorption: qualitative and quantitative clinical features and response to cholestyramine. Aliment Pharmacol Ther 1998;12:839–844.
42. Cabrera-Abreu JC, Davies P, Matek Z, et al. Performance of blood tests in diagnosis of inflammatory bowel disease in a specialist clinic. Arch Dis Child 2004;89:69–71.
43. Tibble JA, Sigthorsson G, Foster R, et al. Use of surrogate markers of inflammation and Rome criteria to distinguish organic from nonorganic intestinal disease. Gastroenterology 2002;123:450–460.
44. Cash BD, Rubenstein JH, Young PE, et al. The prevalence of celiac disease among patients with nonconstipated irritable bowel syndrome is similar to controls. Gastroenterology 2011;141:1187–1193.
45. Whitehead WE, Crowell MD, Bosmajian L, et al. Existence of irritable bowel syndrome supported by factor analysis of symptoms in two community samples. Gastroenterology 1990;98:336–340.
46. Longstreth GF, Hawkey CJ, Mayer EA, et al. Characteristics of patients with irritable bowel syndrome recruited from three sources: implications for clinical trials. Aliment Pharmacol Ther 2001;15:959–964.
47. Dunlop SP, Jenkins D, Neal KR, et al. Relative importance of enterochromaffin cell hyperplasia, anxiety, and depression in postinfectious IBS. Gastroenterology 2003;125:1651–1659.
48. Simoons FJ. The geographic hypothesis and lactose malabsorption. A weighing of the evidence. Dig Dis Sci 1978;23:963–979.
49. Tolliver BA, Jackson MS, Jackson KL, et al. Does lactose maldigestion really play a role in the irritable bowel? J Clin Gastroenterol 1996;23:15–17.
50. Yang J, Fox M, Cong Y, et al. Lactose intolerance in irritable bowel syndrome patients with diarrhoea: the roles of anxiety, activation of the innate mucosal immune system and visceral sensitivity. Aliment Pharmacol Ther 2014;39:302–311.
51. Suarez FL, Savaiano DA, Levitt MD. A comparison of symptoms after the consumption of milk or lactose-hydrolyzed milk by people with self-reported severe lactose intolerance. N Engl J Med 1995;333:1–4.
52. Shepherd SJ, Parker FC, Muir JG, et al. Dietary triggers of abdominal symptoms in patients with irritable bowel syndrome: randomized placebo-controlled evidence. Clin Gastroenterol Hepatol 2008;6:765–771.
53. Atkinson W, Sheldon TA, Shaath N, et al. Food elimination based on IgG antibodies in irritable bowel syndrome: a randomised controlled trial. Gut 2004;53:1459–1464.
54. Nanda R, James R, Smith H, et al. Food intolerance and the irritable bowel syndrome. Gut

1989;30:1099–1104.
55. Halmos EP, Power VA, Shepherd SJ, et al. A diet low in FODMAPs reduces symptoms of irritable bowel syndrome. Gastroenterology 2014;146:67–75.
56. Staudacher HM, Lomer MC, Anderson JL, et al. Fermentable carbohydrate restriction reduces luminal bifidobacteria and gastrointestinal symptoms in patients with irritable bowel syndrome. J Nutr 2012;142:1510–1518.
57. Böhn L, Störsrud S, Liljebo T, et al. Diet low in FODMAPs reduces symptoms of irritable bowel syndrome as well as traditional dietary advice: A randomized controlled trial. Gastroenterology 2015;149:1399–1407.e2.
58. Heaton KW, Ghosh S, Braddon FE. How bad are the symptoms and bowel dysfunction of patients with the irritable bowel syndrome? A prospective, controlled study with emphasis on stool form. Gut 1991;32:73–79.
59. Tillisch K, Labus JS, Naliboff BD, et al. Characterization of the alternating bowel habit subtype in patients with irritable bowel syndrome. Am J Gastroenterol 2005; 100:896–904.
60. Drossman DA, Morris CB, Hu Y, et al. A prospective assessment of bowel habit in irritable bowel syndrome in women: defining an alternator. Gastroenterology 2005;128:580–589.
61. Tantiphlachiva K, Rao P, Attaluri A, et al. Digital rectal examination is a useful tool for identifying patients with dyssynergia. Clin Gastroenterol Hepatol 2010;8:955–960.
62. Al-Sultan AI, Larbi EB, Magbool G, et al. Clinical presentation of spontaneous primary hypothyroidism in adults. Ann Saudi Med 1995;15:143–147.
63. Lamy O, Jenzer-Closuit A, Burckhardt P. Hypercalcaemia of malignancy: an undiagnosed and undertreated disease. J Intern Med 2001;250:73–79.
64. Ford AC, Brenner DM, Schoenfeld PS. Efficacy of pharmacological therapies for the treatment of opioid-induced constipation: systematic review and meta-analysis. Am J Gastroenterol 2013;108:1566–1574.
65. Thomas J, Karver S, Cooney GA, et al. Methylnaltrexone for opioid-induced constipation in advanced illness. N Engl J Med 2008;358:2332–2343.
66. Brenner DM, Chey WD. An evidence-based review of novel and emerging therapies for opiate induced constipation. Am J Gastroenterol 2014;2（Suppl）:38–46.
67. Chey WD, Webster L, Sostek M, et al. Naloxegol for opioid-induced constipation in patients with noncancer pain. N Engl J Med 2014;370:2387–2396.
68. Camilleri M. New treatment options for chronic constipation: mechanisms, efficacy and safety. Can J Gastroenterol 2011;25（Suppl B）:29B–35B.
69. Marciniak CM, Toledo S, Lee J, et al. Lubiprostone vs senna in postoperative orthopedic surgery patients with opioid-induced constipation: a double-blind, active- comparator trial. World J Gastroenterol 2014;20:16323–16333.
70. Suares NC, Ford AC. Prevalence of, and risk factors for, chronic idiopathic constipation in the community: systematic review and meta-analysis. Am J Gastroenterol 2011;106:1582–1591.
71. Dukas L, Willett WC, Giovannucci EL. Association between physical activity, fiber intake, and other lifestyle variables and constipation in a study of women. Am J Gastroenterol 2003;98:1790–1796.
72. Bannister JJ, Davison P, Timms JM, et al. Effect of stool size and consistency on defecation.

Gut 1987;28:1246–1250.
73. Belsey JD, Geraint M, Dixon TA. Systematic review and meta analysis: polyethylene glycol in adults with non-organic constipation. Int J Clin Pract 2010;64:944–955.
74. DiPalma JA, Cleveland MV, McGowan J, et al. A randomized, multicenter, placebo-controlled trial of polyethylene glycol laxative for chronic treatment of chronic constipation. Am J Gastroenterol 2007;102:1436–1441.
75. Chapman RW, Stanghellini V, Geraint M, et al. Randomized clinical trial: macrogol/ PEG 3350 plus electrolytes for treatment of patients with constipation associated with irritable bowel syndrome. Am J Gastroenterol 2013;108:1508–1515.
76. Passmore AP, Wilson-Davies K, Stoker C, et al. Chronic constipation in long stay elderly patients: a comparison of lactulose and a senna-fibre combination. BMJ 1993;307:769–771.
77. Ford AC, Suares NC. Effect of laxatives and pharmacological therapies in chronic idiopathic constipation: systematic review and meta-analysis. Gut 2011;60:209–218.
78. Quigley EM, Tack J, Chey WD, et al. Randomised clinical trials: linaclotide phase 3 studies in IBS-C—a prespecified further analysis based on European Medicines Agency-specified endpoints. Aliment Pharmacol Ther 2013;37:49–61.
79. Ford AC, Moayyedi P, Lacy BE, et al. American College of Gastroenterology monograph on the management of irritable bowel syndrome and chronic idiopathic constipation. Am J Gastroenterol 2014;109（Suppl 1）:S2–26.
80. Quigley EM, Vandeplassche L, Kerstens R, et al. Clinical trial: the efficacy, impact on quality of life, and safety and tolerability of prucalopride in severe chronic constipation—a 12-week, randomized, double-blind, placebo-controlled study. Aliment Pharmacol Ther 2009;29:315–328.
81. Spiller R, Garsed K. Postinfectious irritable bowel syndrome. Gastroenterology 2009;136: 1979–1988.
82. Herrmann C. International experiences with the Hospital Anxiety and Depression Scale—a review of validation data and clinical results. J Psychosom Res 1997;42:17–41.
83. Yao CK, Tan HL, van Langenberg DR, et al. Dietary sorbitol and mannitol: food content and distinct absorption patterns between healthy individuals and patients with irritable bowel syndrome. J Hum Nutr Diet 2014;27（Suppl 2）:263–275.
84. Walters JR, Tasleem AM, Omer OS, et al. A new mechanism for bile acid diarrhea: defective feedback inhibition of bile acid biosynthesis. Clin Gastroenterol Hepatol 2009;7:1189–1194.
85. Afzalpurkar RG, Schiller LR, Little KH, et al. The self-limited nature of chronic idiopathic diarrhea. N Engl J Med 1992;327:1849–1852.
86. Parker TJ, Naylor SJ, Riordan AM, et al. Management of patients with food intolerance in irritable bowel syndrome: the development and use of an exclusion diet. J Hum Nutr Dietetics 1995;8:159–166.
87. Lavö B, Stenstam M, Nielsen A-L. Loperamide in treatment of irritable bowel syndrome—A double-blind placebo controlled study. Scand J Gastroenterol 1987; 130（Suppl）:77–80.
88. Read NW, Krejs GJ, Read MG, et al. Chronic diarrhea of unknown origin. Gastroenterology 1980;78:264–271.
89. Agrawal A, Houghton LA, Reilly B, et al. Bloating and distension in irritable bowel syndrome:

the role of gastrointestinal transit. Am J Gastroenterol 2009;104:1998–2004.

90. Lacy BE, Gabbard SL, Crowell MD. Pathophysiology, evaluation and treatment of bloating: hope, hype or hot air? Gastroenterol Hepatol 2011;7:729–739.
91. Hernando-Harder AC, Serra J, Azpiroz F, et al. Colonic responses to gas loads in subgroups of patients with abdominal bloating. Am J Gastroenterol 2010;105:876–882.
92. Caldarella MP, Serra J, Azpiroz F, et al. Prokinetic effects in patients with intestinal gas retention. Gastroenterology 2002;122:1748–1755.
93. Lacy BE, Schey R, Shiff SJ. Linaclotide in chronic idiopathic constipation patients with moderate to severe abdominal bloating: a randomized, controlled trial. PLoS One 2015;10:e0134349.
94. Dukowicz AC, Lacy BE, Levine GM. Small intestinal bacterial overgrowth: a comprehensive review. Gastroenterol Hepatol 2007;3:112–122.
95. Pimentel M, Lembo A, Chey WD, et al. Rifaximin therapy for patients with irritable bowel syndrome without constipation. N Engl J Med 2011;364:22–32.
96. McWilliams SR, McLaughlin PD, Connor OJ, et al. Computed tomography assessment of intestinal gas in functional gastrointestinal disorders. Motil 2012;18 SRC—GoogleScholar:419–28.

第四章

中枢介导的胃肠道疼痛病

Douglas A. Drossman, MD
Kirsten Tillisch, MD

腹痛是一个有多种病因的、急性或慢性发作的临床症状。诊断学教材有诸多表格以供急性和慢性腹痛的鉴别诊断，但仅通过将患者的症状与表格比对来做出的诊断并不充分。诊断策略以主动获取病史并将其整合到概念框架中为导向；随后进行体格检查和验证性研究[1]。这种方法对于慢性腹痛来说尤其重要。事实上，临床医生诊断和治疗急性和慢性疼痛的方法并不相同。由于急性疼痛经常是由单个外界因素诱发，且伴有如症状描述、定位、时间变化特征及加重和缓解因素等方面的典型特征，所以对急性腹痛做出的鉴别诊断似乎是合理的。因此，当患者描述有近期发作的间歇性上腹部灼热样疼痛并伴有黑便、进餐或抗酸药可缓解时，临床医生会一致考虑诊断为消化性溃疡。相反，急性腹痛的模型则很难套用于伴有慢性腹部疼痛患者的诊治中。这类患者可能不表现出典型的症状；这些症状可能持续存在，定位不准确，诊断性检查为阴性，肠道作用药物效果不理想。不仅临床医生面对困惑的诊断和治疗选择，甚至连患者状况的合理性都会受到质疑。因此需要一个更广泛的生物心理社会学架构来帮助慢性胃肠道疼痛的诊断。

慢性腹痛可分为不同类型。许多可归结于外周作用机制，如由慢性胰腺炎或炎症性肠病引起的疼痛。这里，症状的性质和严重程度取决于潜在病理性损伤。然而，当疼痛转为慢性时，针对器官损伤的治疗并不理想，尤其是没有或仅有微小的器质性损害时[2]。

当腹部疼痛变得持续出现而且影响了日常生活，同时又排除了肠道相关的器质性病变时，它便被归类为功能性胃肠病。中枢介导的腹痛综合征（CAPS）是一种使人衰弱的功能性胃肠病，以连续且持久的或频繁发作的腹部疼痛为特征，与胃肠道日常功能丧失相关联[3]。其并非是伪装的，也没有能够解释的结构性（生物化学的）异常。中枢介导的腹痛综合征较肠易激综合征患病率低，与之容易混淆。由于其使人不断衰弱的性质，该病在工作缺勤和健康护理服务的应用方面造成的负担很重[4]。尽管 CAPS［曾称作功能性腹痛综合征（FAPS）］曾一度被归类为功能性肠病，现在它在功能性胃肠病罗马Ⅳ分类标准中被单独分类[3]。疼痛与动力的异常或内脏信号的增强无关，临床上既与饮食和排便习惯的改变无关，也不因排便而缓解[5]。中枢痛觉处理合并了对感知、情感和认知的加工过程，它的异常是影响疼痛感受最主要的因素[6-8]。由于缺乏 CAPS 的相关文献，这一综合征的认识来源于有严重腹痛的肠易激综合征和心理社会问题的患者提供的资料，这些资料也许能被看作是代表 CAPS 的替代条件。

从病理生理学角度来看，神经轴的任何部位都能影响疼痛。当手指受伤时，疼痛来源于外周神经损伤使增强的伤害性刺激传入大脑。在急性胆囊炎或肠梗阻等急性内脏炎症或损伤中也有这一通路的参与。然而，就像之前提到过的炎症性肠病和慢性胰腺炎一样，当胃肠道疾病变为慢性的时候，疼痛的经历会越来越受中枢神经系统（CNS）功能的影响。功能性胃肠病的症状不仅与肠道功能障碍相关，更与放大疼痛的中枢调控异常相关。最后，在CAPS中，可能没有或有轻微的胃肠道紊乱，主要的紊乱是“胃肠功能的异常感觉”，而非实际的胃肠功能异常。实际上，CAPS疼痛调节的改变中，涉及的主要机制是通过改变中枢对正常调节性输入信号的抑制或是放大行为的失效[6]。因此，尽管疼痛在腹部发生并归因于腹部，但认知、情感及大脑和脑干的自主神经都调节着疼痛的感觉。对中枢神经系统在CAPS中对疼痛主要调节角色的认识是理解其临床表现、改进其诊断和治疗策略所必需的。

尽管CAPS的诊断基于症状，但其体现了对于中枢紊乱而非胃肠道相关紊乱的理解。在缺乏“红旗”或报警征象的情况下进行大量的诊断性检查是不合理的。不管是在患者坚持做检查和（或）由于医生担心遗漏更重要的问题时都不应该做大量的诊断性调查。大量的诊断性研究是不合理的，不仅因为其没有经过临床验证，也因为其费用高昂并且可能损害医患关系和治疗联盟。这些研究可能向患者发出信号表明医生对CAPS的肯定诊断是不确定的，从而整体上降低了患者对治疗计划的信心。

在CAPS患者的治疗中，最主要的目的是增强患者对这种生物心理社会疾病及其症状是归因于中枢－肠道功能紊乱的认识。通过传达症状产生和治疗机制的清楚解释，应该能够有信心地制订和实施治疗计划。CAPS患者发生心理社会障碍的概率很高，这使得通过认知和情感机制的疼痛体验增加，而这些机制需要更好地解释和说明。这种了解可以帮助患者得到有效的行为和精神药物治疗[7]。任何治疗策略的基础都是患者－医生的合作关系，而这种关系又是基于同情、对不幸痛苦状态的承认（痛苦的“合法化”）及保持客观敏锐的立场。其他治疗方法均由此基本关系发展而来，且包含了药物和非药物的方法。所有的治疗计划均应基于多元联合策略，把患者当作一个完全的合作伙伴。现实的期望应商定为“关怀”，而不是“治愈”[1]。

病例 4-1　持续或近乎持续的腹痛

病史

患者女性，33 岁，因长期持续性严重腹痛，前期治疗效果不佳，被家庭医生转诊至消化专科医生。已丧失许多日常功能而不能正常工作，症状与排便、进食及月经周期无关（图 4-1, 框 1）。患者无已知的可以解释腹痛症状的系统性疾病。

消化专科医生获取患者病史：患者在 6 岁时首次腹痛发作，腹痛呈周期性反复发作，并导致无法正常上课。腹痛发作的频率和严重程度在月经初潮后加重。近 10 年来，腹痛不断加重且发作更加频繁，并从 5 年前开始，腹痛呈持续性并每日发作。其描述疼痛特点为钝痛或绞痛，且主要位于中下腹。疼痛与排便、进食及月经周期无关，也不受其影响。患者为了减轻剧烈疼痛，常按压或揉捏肚子，并要求进行诊断性检查以"发现并解决"问题。患者的病历记录表明，以往的体格检查和诊断性检查不足以诊断其他疾病（框 2）。这些检查包括两次结肠镜检查、上消化道内镜检查、腹部 CT、胶囊内镜检查、盆腔超声和腹部磁共振成像。5 年前的剖腹探查提示子宫内膜异位症，而醋酸亮丙瑞林治疗失败。3 年前因 DISIDA（同位素）扫描提示胆囊低排泄分数而接受了胆囊切除术。没有报警征象（框 2）。

患者陈述曾看过 30 多次急诊，每次都是静脉给予吗啡和异丙嗪，并且经 1 周的口服麻醉剂、氢可酮或羟考酮后腹痛得到缓解。在介绍信中，患者的家庭医生指出，其经常需要反复开出这些处方以防止患者返回急诊室（ER）。患者已经有 5 次因急诊治疗失败而住院的经历。

进一步的病史表明，患者在 16 岁高中毕业前就离家并且妊娠，在 17 岁时结婚。4 年后，由于身体被虐待而离开了配偶。患者及其女儿现在与其母亲生活在一起。在过去 2 年里，患者一直无法工作（框 1），且目前在接受残疾救济金。消化科医生注意到精神病学专家曾经诊断其因童年时期的家庭贫困及身体和性的虐待而导致伴随创伤后应激障碍（PTSD）的严重抑郁症。在排除装病的情况下（框 8），患者的疼痛被认为是与心理因素相关（DSM- Ⅴ，316）的疾病。精神科医生建议患者每日口服帕罗西汀 20mg，并且在当地精神卫生中心进行随访。出院后口服帕罗西汀和羟考酮 10mg，每日 3 次。

在这种情况下，患者躺在检查台上，臀部屈曲。其抱怨着中、下腹的严重疼痛，并感到恶心。除了 Carnett 测试是阳性外，其余检查又都是阴性（框 3）。患者要求住院治疗以确定疼痛的原因，并接受静脉药物注射以减轻疼痛。可以做出中枢介导的腹痛综合征的诊断（框 12）。

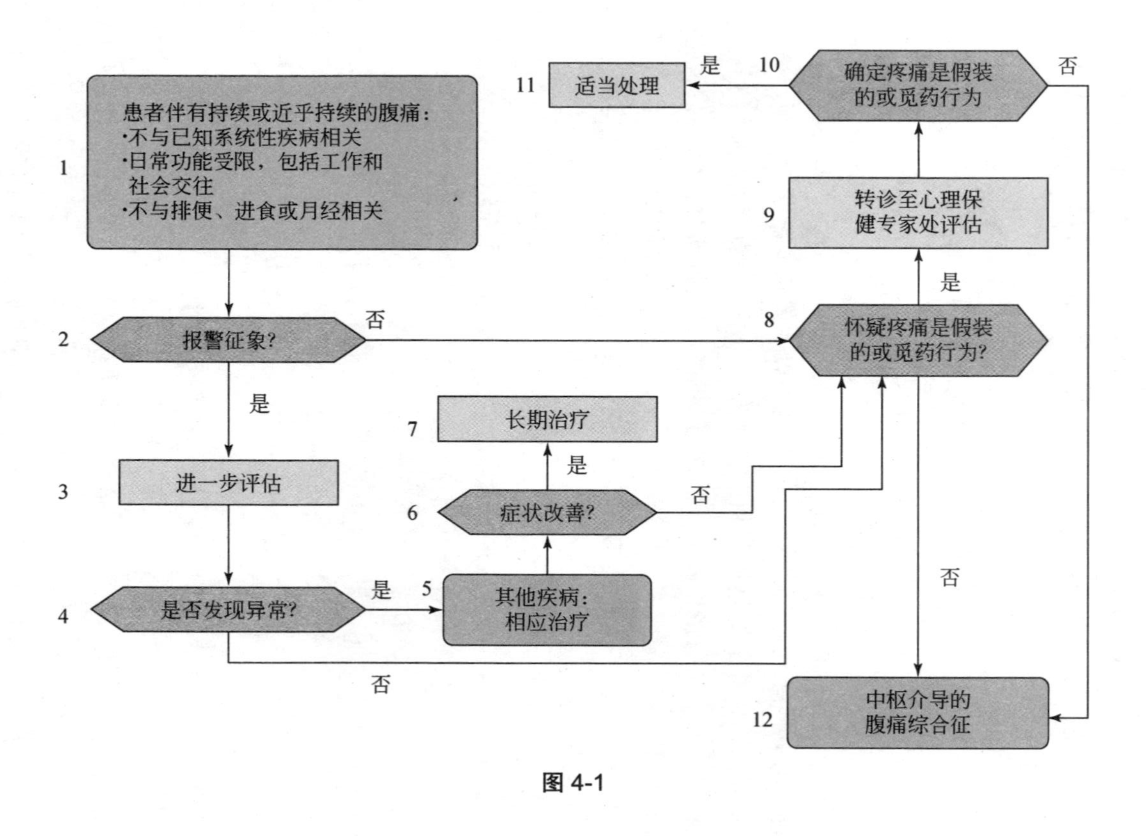

1
患者伴有持续或近乎持续的腹痛：
·不与已知系统性疾病相关
·日常功能受限，包括工作和社会交往
·不与排便、进食或月经相关
2
报警征象？
是
否
3
进一步评估
4
是否发现异常？
是
否
5
其他疾病：相应治疗
6
症状改善？
是
否
7
长期治疗
8
怀疑疼痛是假装的或觅药行为？
是
否
9
转诊至心理保健专家处评估
10
确定疼痛是假装的或觅药行为
是
否
11
适当处理
12
中枢介导的腹痛综合征

图 4-1

图 4-1 注释

1. 在本文中持续或近乎持续的腹痛是指持续性、接近持续性或至少频繁发作的腹痛，每天都出现腹痛症状或不适感觉，且这些症状至少持续 6 个月。腹痛会引起日常生活功能的丧失，如不能工作、缺课或社会活动受限。疼痛不与排便、进食或月经相关，如果相关，要考虑诊断功能性肠病如肠易激综合征、消化不良或妇科疾病。没有发现与此症状相关的系统性疾病。病史中也应该包括临床和心理社会特征[1]。在询问病史时，应该注意症状－报告行为。这些行为包括口头和非口头的对不同疼痛强度的表达，严重症状的紧急报告，最小化或否认社会心理因素作用，要求额外的诊断性检查，关注于完全恢复，频繁寻求医疗保健，对自我管理承担有限责任，寻求麻醉镇痛药的帮助。虽然行为沟通不是诊断标准，但却是本研究普遍观察的指标。
2. 进行完整的体格检查。与其他功能性胃肠病相似，排除其他诊断的试验不应作为常规来执行，而是基于出现那些临床怀疑有器质性疾病的症状和体征。“报警征象”或“红旗”的概念可帮助验证 IBS 基于症状标准的阳性预测价值，并且可应用在 CAPS。最少的诊断检查应包括常规的实验室检查，以排除炎症及胃肠道出血征（贫血、便血）。如果报警征象经过病史、体格检查或实验室检查确定，医生则应检查腹痛的病因而不是 CAPS。报警征象可包括体格检查的异常体征，非人为的体重减轻，腹部肿瘤的家族史和实验室检查异常，如贫血、低蛋白血症、肝功能异常、红细胞沉降率（ESR）和 C 反应蛋白（CRP）上升及粪便隐血阳性。
3. 如果报警征象经过病史、体格检查或实验室检查确定，则应考虑腹痛的其他来源。需要保持适度的怀疑态度，鉴别慢性腹壁疼痛和内脏来源的疼痛，慢性腹壁疼痛通常会随着腹部肌肉的收缩而加重，并且定位会更明确。在这些病例的体格检查中可以引出 Carnett 征，即故意增加腹肌张力时疼痛和压痛加重[9]。虽然 Carnett 征阳性可提示腹壁疼痛为该患者症状的来源，但如果 Carnett 征阳性，根据患者的病史和临床病程，也可考虑其疼痛与伴有警觉过度的中枢高敏感有关。因此，在本病例中，Carnett 征阳性则否定内脏痛为腹痛的根源，而更支持中枢高敏感而非腹壁疼痛。实际上，原来所说的 Carnett 征在此病例中被改良后用来区分内脏痛和中枢痛机制。
4. 这种筛查评估出现的异常可能包括需要进行内镜评估的粪便隐血；显著的体重下降和（或）需要腹部 CT 扫描或其他成像评估的腹部检查发现；异常的实验室检查结果，如需要额外确诊检查的肝脏生化检测增高或贫血；以及可导致诊断性或治疗性神经阻滞的腹壁疼痛的证据。如果疼痛与排便有关，并导致腹泻或便秘并且在排便后能缓解（任意两个组合），则应考虑肠易激综合征的诊断[8]。如果疼痛位于上腹部或右上象限，比较严重，影响日常活动并且于不同的时间间隔复发（如不是每天都会发作），则应考虑胆囊或Oddi括约肌功能障碍的可能[10]。应考虑到慢性肠系膜缺血的诊断。特征性症状包括进食加重疼痛（肠绞痛），以及疼痛与查体不符。做出诊断很困难，但在有血管病病史的老年人中有新出现的疼痛，伴有恶心、呕吐和体重减轻症状的，应考虑诊断。腹泻的症状也可能出现。上腹部疼痛可能反映腹腔干受累及。如果疼痛与月经有关，并且疼痛在月经期加重，则可能与子宫内膜异位症、功能性子宫出血或其他妇科疾病有关，应通过盆腔检查、盆腔超声和（或）转介至妇科专科医生来进行评估。盆腔检查将有助于诊断，首先经阴道检查盆腔结构，然后与双合诊检查结果比较。如有疑问，建议参考妇科医生的评估。如果疼痛位于上腹部，并呈间歇性，则不符合胆囊或Oddi括约肌功能障碍的诊断标准，应考虑功能性消化不良的诊断[11]。如果没有发现异常，患者的诊断则应考虑为CAPS，但需要进行心理健康评估（框8）。

5. 如果以上任一结果得到确定，则需要治疗医生采取适当的处理或转诊至相应专科医生处。

6, 7. 如果适当的处理改善了症状（框6），患者则需要继续长期治疗（框7）。如果症状没有得到改善，则应考虑伴有CAPS（框8）。

8. 假装疼痛指的是有目的性的弄虚作假或者严重夸大身体症状（或心理症状），动机为外部诱因。这可能涉及逃避工作、获得经济补偿或获得药物。假装疼痛或诈病与造作性精神障碍不同，因为在诈病中，症状产生的动机为外部诱因；而在造作性精神障碍中，不存在外部诱因。它也区别于躯体化障碍，因为症状是有目的产生的。因此，与这些情况相比，通过暗示或催眠通常无法得到缓解[12]。

9. 假装的疼痛是不容易被察觉出来的。因此，应当寻求精神卫生专业人士以确认这种怀疑。若无明确的证据，则不能假设其存在假装的疼痛。

10. 如果精神健康评估显示存在有精神障碍，如造作性精神障碍、躯体化障碍或觅药行为，则患者应接受心理健康专家的治疗。尽管临床医生或心理健康服务人员很难判断疼痛是否为假装，但仍有方法识别觅药行为。某些患者行为模式，如服用他人的镇痛药、无预约就诊、报告称遗失处方及镇痛药用于提升睡眠和情绪等症状而不是疼痛，这些可能为成瘾特征的信号。专家可用像当前阿片类药物误用状况量表（Current Opioid Misuse Measure）[13]这些筛查问卷来帮助辨别这些行为；如果存在，则需对这些行为进行进一步治疗。

11. 因疼痛而寻找阿片类药物的患者，往往有成瘾症或以其他方式表现为诈病或造作性精神障碍的特征。这类患者不应被临床医生当作 CAPS 处理，而应被转诊至熟悉这些诊断治疗的心理健康项目中。

12. 在并不存在报警征象或筛查异常的情况下，面对长期稳定的症状，如果达到所有的诊断标准，诊断 CAPS 是极有可能的。

诊断 CAPS 的罗马Ⅳ*诊断标准* * *必须包括下列所有条件*：
（1）持续或近乎持续的腹痛
（2）与生理行为（如进食、排便或月经）无关或偶尔相关
（3）疼痛使日常活动的某些方面受限
（4）疼痛不是伪装的
（5）腹痛不能用其他的结构性疾病、功能性胃肠病或其他的疾病情况来解释
* 诊断前症状出现至少 6 个月，近 3 个月符合以上诊断标准

如果符合这些诊断标准，在 3 ~ 6 周要再次确认 CAPS 的诊断，并进行对症治疗[14]。

社会心理因素包括严重抑郁症或焦虑症、躯体化障碍、应对不良及生活压力（包括身体、性及情感滥用），这些在 CAPS 患者是比较常见的。这些疾病可通过社会心理病史筛选或在某些情况下通过心理测试[15]筛选出来。“功能性胃肠病罗马Ⅳ心理社会警报问卷”（附文 B）可识别社会心理障碍的“红旗”或更严重的警示标记，从而提供精神卫生和社会心理参考，是临床实践中一个有用的工具。这些问题在罗马Ⅳ第 1 卷的“功能性胃肠病的生物心理社会问题”章节中有详细讨论。

CAPS 的首选治疗方式包括三环类抗抑郁药（TCA）或选择性 5- 羟色胺再摄取抑制剂（SSRI）治疗，或非药物治疗如认知行为疗法（CBT）、催眠疗法或动态人际心理治疗[16]。对于丧失日常功能的阿片类药物滥用患者和（或）除了 CAPS 还有多发的范围广泛的疼痛患者，这些治疗策略很少或根本不能改善病情，所以往往需要考虑转诊至专门的多学科慢性疼痛中心。关于 CAPS 患者另一个引人注目的问题是对麻醉剂的不合理应用，这会导致麻醉剂肠道综合征的发生[17]。这种情况的特点是通过增加使用麻醉药物以缓解疼痛，但矛盾的是会导致痛觉过敏。治疗上需要解除麻醉药品的毒性，并采取上述替代治疗方法。

病例 4-2　阿片引起的腹痛

病史

患者男性，63 岁，因腹痛逐渐加重，阿片类药物治疗无效，由家庭医生转诊至消化科医生（图 4-2，框 1）。患者自述 7 或 8 年前，因背部疼痛开始服用氢可酮治疗。4 ~ 5 年前，患者开始有中至下腹部的抽筋样疼痛发作，在此之前从未发生。由于其腹痛总体上加重，便改服用羟考酮，一日 3 次，一次 10mg。2 年前，患者由于肩关节置换术增加了阿片类药物的摄入，而这也与腹痛的加重和阿片类药物需求的增加相关（框 1）。腹痛与发热、关节痛、皮疹或其他系统的症状无关联(框 2)。患者也不能够解释疼痛的其他医疗问题。最近 1 年，为了评估其腹痛，患者做了包括血细胞计数、红细胞沉降率、全代谢、脂肪酶、C1- 酯酶抑制剂、尿胆原在内的常规血液学检测。检查方面则做了上消化道内镜、肠镜、CT、胶囊内镜检测，全部为阴性结果。其家庭医生针对其腹痛开出了鲁比前列酮一次 8μg、一日 2 次和阿米替林一次 25mg、睡前 1 次的处方，但没有效果。过去 1 年里，患者的腹痛从能用阿片类药物缓解的间歇性短暂腹痛变为不能随阿片类药物剂量增加而改善的更严重的持续性腹痛（框 5）。现在，患者每天服用 4 次 15mg 羟考酮，睡前服用 1 次 30mg 奥施康定（90mg 剂量与吗啡等效）。患者经常在早晨因腹痛而清醒，疼痛在白天经常出现，轻重不定。精神科医生诊断其有腹痛导致的抑郁，将阿米替林替换为 60mg 度洛西汀来改善抑郁和疼痛和减轻便秘的副作用。基于现有情况，消化科医生诊断其患有麻醉剂肠道综合征（框 9）。

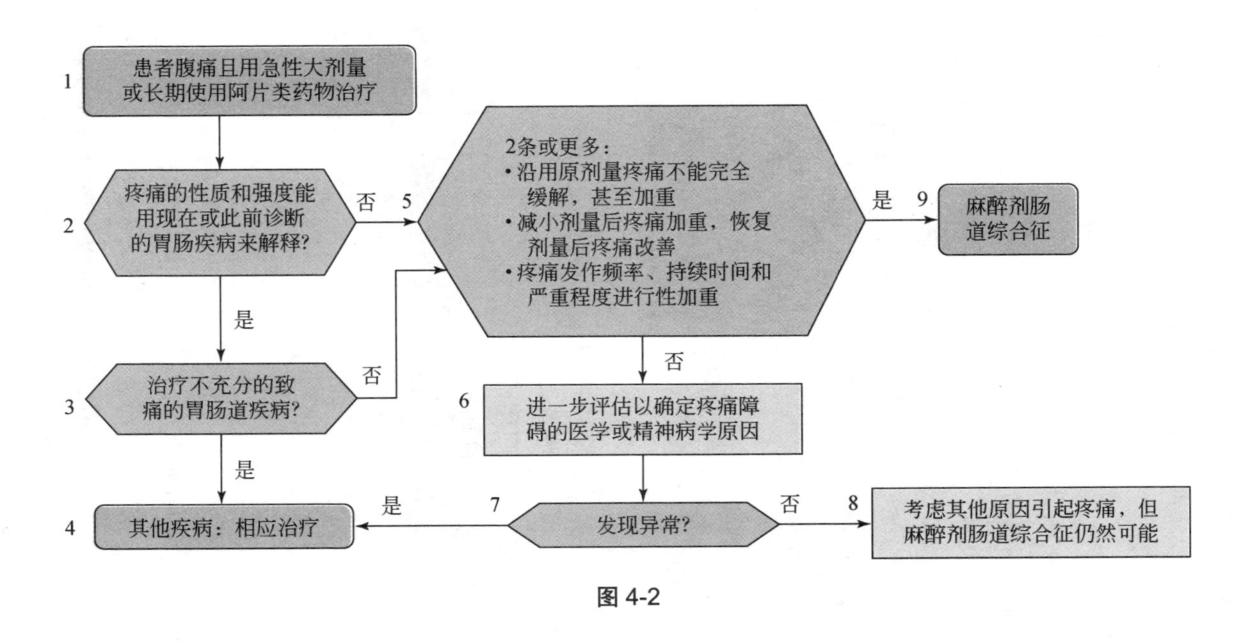
1
患者腹痛且用急性大剂量
或长期使用阿片类药物治疗
2
疼痛的性质和强度能
用现在或此前诊断
的胃肠疾病来解释?
否
5
2条或更多:
•沿用原剂量疼痛不能完全
缓解，甚至加重
•减小剂量后疼痛加重，恢复
剂量后疼痛改善
•疼痛发作频率、持续时间和
严重程度进行性加重
是
9
麻醉剂肠
道综合征
是
3
治疗不充分的致
痛的胃肠道疾病?
否
是
4
其他疾病：相应治疗
否
6
进一步评估以确定疼痛障
碍的医学或精神病学原因
是
7
发现异常?
否
8
考虑其他原因引起疼痛，但
麻醉剂肠道综合征仍然可能
图 4-2

图 4-2　注释

1. 该患者有逐渐加重的剧烈腹痛，常规服用高剂量阿片类药物进行治疗。这一症状应考虑麻醉剂肠道综合征。
2. 该患者现在或以前没有能解释这一疼痛的诊断。尽管在很多其他病例中诊断为其他结构性或功能性胃肠道疾病的现象很常见，但这名患者的疼痛是在因为腰部疼痛而服用阿片类药物后才出现的。在 39 名患有麻醉剂肠道综合征的患者中[18]，疼痛的发展与功能性胃肠病（21%）、结构性胃肠病［如炎症性肠病（IBD）、胰腺炎；37%］、其他的非胃肠道疾病（如纤维肌痛；13%）和术前无腹痛而术后发生的腹痛（29%）相关。
3. 这一类型的腹痛能被一系列胃肠疾病诊断所解释，诸如炎症性肠病、慢性胰腺痛、炎症或感染病程（如囊肿或腹膜炎）、糖尿病及其他腹部神经性疾病。也可以检测更少见的代谢情况，但很少被发现。这些情况包括急性间歇性卟啉症（经常与神经学发现如自主神经失调、衰弱和周围性神经病相关）、家族性地中海热（经常为突然发作）和遗传性血管性水肿（突然发作且伴有身体部位的膨大）。针对所有这些诊断可能性对该患者均进行了检查而未发现。不仅如此，麻醉剂肠道综合征的一个重要特点是可能发生在有上述其他疾病诊断的患者上。因此，关键是要探究已有证据的疾病程度能否解释现在的疼痛。例如，如果患者有克罗恩病（CD）或溃疡性结肠炎（UC），临床医生必须要通过内镜、放射学和血液学检测来探究疾病的活动性是否足以解释疼痛。此外，将疼痛进展的病史和症状联系起来也有助于诊断：是否在患者服用阿片类药物治疗时疼痛出现或加重和（或）需要增加剂量来维持对疼痛的控制？[17]
4. 如果有上述发现被确认，提示医生要采取适当措施或转诊至合适的专家治疗。
5. 如框 5 所述，麻醉剂肠道综合征的主要特点：①沿用原剂量的阿片类药物时疼痛不能完全缓解或加重；②减小药物剂量时疼痛加重；加至原剂量时疼痛改善；③疼痛的频率、持续时间和严重程度进行性加重[17, 19, 20]。值得注意的是，随着时间的推移，将疼痛频率和持续时间的进行性加重看作是阿片类药物引起的中枢痛觉过敏，这与后续药物剂量导致疼痛改善水平降低相关，增加剂量并不改善疗效[20]。如果未观察到框 5 中所述的特点，则一般不考虑诊断为麻醉剂肠道综合征，可以考虑为其他疾病未充分治疗导致的疼痛。然而，有一种可能性是发生了阿片类药物戒断症状，与腹痛的恶化相关，但通常与其他戒断症状如流泪、发汗、坐立不安、竖毛或腹泻等一起发生[20]。由阿片受体下调导致的阿片类药物耐受导致患者为了获得相同的疼痛缓解效果而增加阿片类药物剂量的生理需求[21]。在一些病例中，这种效应与麻醉剂肠道综合征很难鉴别[20]。

6. 框 6 为鉴别诊断和评价建议。另外，也要考虑到对镇痛药的需求可能与精神异常相关。这样的行为包括由外部刺激所引发的假装疼痛，与假的或过度夸张的生理或心理症状相关。这种行为与逃避工作、获得经济补偿或获取药物相关。假装的疼痛或诈病与造作性精神障碍不同，因为诈病时产生症状的诱因是外界刺激，而造作性精神障碍并没有外界刺激诱发。假装的疼痛与躯体症状障碍不同，因为症状是患者故意表现出来的；因此与躯体症状障碍相比，症状的缓解并非总能通过建议和催眠来获得。尽管临床医生和心理医生经常很难判断疼痛的真假，但却有方法来甄别寻求药物的行为。某些患者的行为模式，如服用属于他人的镇痛药、未预约就诊、报告称遗失处方及镇痛药用于提升睡眠和情绪等症状而不是疼痛，都可能是药物成瘾的征兆，如"当前阿片类药物误用状况量表"（Current Opioid Misuse Measure）[13]这样的问卷调查能帮助专家鉴别这类行为，如果出现，患者将会被要求进一步的心理健康治疗。
7. 在框 7 中，任何经过进一步评估而鉴定的异常均会根据特定诊断治疗。然而，如果没有发现异常，医生必须考虑仍可能存在其他能解释疼痛的疾病，尽管其还未被检查出来或是未完全满足诊断标准的麻醉剂肠道综合征的一种。
8. 正如所述，当满足 3 条标准中的 2 条，医生可以确定诊断，但未满足标准或只满足 1 条标准，则不能确定诊断。在一项关于麻醉剂肠道综合征患者的戒断治疗方案中，对框 1、框 2、框 5 的标准进行了验证。方案确定了如果框 1 和框 2 的内容出现，那么框 5 中只需出现 3 项中的 2 项便可做出诊断。考虑到现在把麻醉剂肠道综合征理解为阿片类药物引起的胃肠道痛觉过敏，它可能和许多其他诊断间存在相当一部分重叠。因此，确定一种诊断不能排除其他诊断。尽管已确信在满足框 5 中 2 条及以上的标准时可以诊断麻醉剂肠道综合征，但在仅满足 1 条标准的情况下，仍然可能与该诊断相关。
9. 罗马Ⅳ标准中，麻醉剂肠道综合征*诊断标准*[*] *必须包括下列所有条件*：

（1）慢性或频繁出现的腹痛[**]，急性大剂量或长期使用麻醉剂治疗

（2）疼痛的性质和强度不能用目前或此前诊断的胃肠疾病来解释[†]

（3）具备以下 2 项或 2 项以上：

a. 使用原剂量或加大剂量的麻醉剂时，疼痛不能完全缓解或加重

b. 减少麻醉剂用量时疼痛明显加重，加至原剂量时疼痛改善

c. 疼痛发作的频率、持续时间和严重程度进行性加重

* 诊断前症状至少出现 6 个月且近 3 个月符合以上诊断标准

** 必须大多数天数出现疼痛

† 患者可能有结构性疾病的诊断（如炎症性肠病、慢性胰腺炎），但这些疾病的特点或活动性不足以解释患者的疼痛

应该认识到，麻醉剂肠道综合征与阿片引起的肠病和阿片引起的便秘不同[20]。麻醉剂肠道综合征有长期使用阿片类药物引起痛觉过敏的中枢机制参与，既与神经胶质细胞活化相关，也与G蛋白偶联受体的表达下调相关。阿片引起的肠病和阿片引起的便秘涉及肠道外周μ-阿片受体的活化，由于机制不同，无论有无麻醉剂肠道综合征它们都能发生。对这名患者来说，观察到麻醉剂肠道综合征和阿片引起的便秘都有发生。一旦诊断建立，下一步将按规定使用非阿片类神经调节剂，如三环类抗抑郁药或选择性去甲肾上腺素再摄取抑制剂，并应用预先制订的方案进行戒断治疗[18]。治疗初期可应用外周作用μ-阿片受体拮抗剂（PAMORA）治疗便秘[22]，但在停用阿片类药物后将不再需要。

（王　雷　译，彭丽华　校）

参考文献

1. Drossman DA. Functional abdominal pain syndrome. Clin Gastroenterol Hepatol 2004;2:353–365.
2. Drossman DA. Presidential address: gastrointestinal illness and the biopsychosocial model. Psychosom Med 1998;60:258–267.
3. Whorwell P, Keefer L, Drossman DA, Guthrie E, et al. Centrally mediated disorders of gastrointestinal pain. In: Drossman DA, Chang L, Chey WD, Kellow J, Tack J, Whitehead WE （eds）. Rome Ⅳ Functional Gastrointestinal Disorders—Disorders of Gut- Brain Interaction, 4th edition. Raleigh, NC: Rome Foundation, 2016; pp. 1059–1116.
4. Maxton DG, Whorwell PJ. Use of medical resources and attitudes to health care of patients with ‘chronic abdominal pain’. Brit J Med Econ 1992;2:75–79.
5. Dorn SD, Palsson OS, Thiwan SI, et al. Increased colonic pain sensitivity in irritable bowel syndrome is the result of an increased tendency to report pain rather than increased neurosensory sensitivity. Gut 2007;56:1202–1209.
6. Tillisch K, Mayer EA, Labus JS. Quantitative meta-analysis identifies brain regions activated during rectal distension in irritable bowel syndrome. Gastroenterology 2011;140:91–100.
7. Grover M, Drossman DA. Psychopharmacologic and behavioral treatments for functional gastrointestinal disorders. Gastrointest Endosc Clin N Am 2009;19:151–170.
8. Longstreth GF, Thompson WG, Chey WD, et al. Functional bowel disorders. Gastroenterology 2006;130:1480–1491.
9. Carnett JB. Intercostal neuralgia as a cause of abdominal pain and tenderness. Surg Gynecol Obstet 1926;42:625.
10. Behar J, Corazziari E, Guelrud M, et al. Functional gallbladder and sphincter of Oddi disorders. Gastroenterology 2006;130:1498–1509.
11. Tack J, Talley NJ, Camilleri M, et al. Functional gastroduodenal disorders. Gastroenterology 2006;130:1466–1479.
12. American Psychiatric Association. DSM-5 diagnostic and statistical manual of mental disorders. Washington, DC: American Psychiatric Publishing, Inc., 2013.
13. Butler SF, Budman SH, Fernandez KC, et al. Development and validation of the Current Opioid Misuse Measure. Pain 2007;130:144–156.
14. Drossman DA, Camilleri M, Mayer EA, et al. AGA technical review on irritable bowel syndrome. Gastroenterology 2002;123:2108–2131.
15. Creed F, Levy R, Bradley L, et al. Psychosocial aspects of functional gastrointestinal disorders. In: Drossman DA, Corazziari E, Delvaux M, Spiller RC, Talley NJ, Thompson WG, Whitehead WE （eds）. Rome Ⅲ : The functional gastrointestinal disorders. 3rd edition. McLean, VA: Degnon Associates, Inc., 2006;295–368.
16. Drossman DA. Severe and refractory chronic abdominal pain: treatment strategies. Clin Gastroenterol Hepatol 2008;6:978–982.
17. Grunkemeier DM, Cassara JE, Dalton CB, et al. The narcotic bowel syndrome: clinical features, pathophysiology, and management. Clin Gastroenterol Hepatol 2007;5:1126–1139.
18. Drossman DA, Morris CB, Edwards H, et al. Diagnosis, characterization, and 3-month out-

come after detoxification of 39 patients with narcotic bowel syndrome. Am J Gastroenterol 2012;107:1426–1440.

19. Drossman D, Szigethy E. The narcotic bowel syndrome: A recent update. Am J Gastroenterol 2014（Suppl）;2:22–30.

20. Kurlander JE, Drossman DA. Diagnosis and treatment of narcotic bowel syndrome. Nature Reviews. Gastroenterol Hepatol 2014;11:410–418.

21. Szigethy E, Schwartz M, Drossman D. Narcotic bowel syndrome and opioid-induced constipation. Curr Gastroenterol Rep 2014;16:410–422.

22. Camilleri M, Drossman DA, Becker G, Webster LR, Davies AN, Mawe GM. Emerging treatments in neurogastroenterology: a multidisciplinary working group consensus statement on opioid-induced constipation. Neurogastroenterol Motil 2014;26:1386–1395.

第五章

胆囊和 Oddi 括约肌功能障碍

Peter B. Cotton, MD, FRCP
Grace H. Elta, MD

对反复发作右上腹和（或）上腹痛患者的诊疗是具有挑战性的，因为这种情况涉及多种器质性和功能性的因素。胆囊和括约肌功能障碍的症状须与胆石症、胰腺炎、胃食管反流病、肠易激综合征、功能性消化不良或消化性溃疡引起的症状相鉴别。

胆源性疼痛

罗马Ⅲ委员会[1]认为（罗马Ⅳ已确认）典型的胆源性疼痛为经常稳定发作的（并非每日）、局限于上腹部和（或）右上腹部的疼痛，持续30分钟或更长时间，与排便无关且不因体位改变或抑酸药而缓解。在不存在结构性疾病（如胆结石、胰腺炎或恶性肿瘤）的情况下，这些疼痛可能是胆囊功能障碍（FGBD）或胆管Oddi括约肌功能障碍（FBSD）的临床表现。

胆囊在位患者胆源性疼痛的可能机制涉及胆囊管水平胆汁流阻力增加，一旦完全和（或）长期梗阻可产生急性胆囊炎。先前接受胆囊切除术患者的胆源性疼痛的可能机制涉及Oddi括约肌水平的胆汁和（或）胰液分泌受阻。狭窄和功能失调均可引起胆/胰液通过括约肌受阻，出现相应的胆胰管压力增加。就胆道系统而言，这种压力增加因胆囊切除术后胆囊贮存作用缺失而加剧。当疼痛反复发作时，脊髓或中枢机制都是疼痛的潜在促成因素，正如它们参与其他功能性胃肠病一样。

有必要采取一种谨慎的、基于证据的方法以避免漏诊和误诊，二者都可导致患者遭受不必要的痛苦。这些诊断流程和相关注释的目的就是推荐一种解决复杂问题的方法。不幸的是，有些检查具有操作人员依赖性，且有些检查项目（如核医学）的预测价值具有争议。疑似胆管括约肌功能障碍是尤其困难的一个领域，相关研究数据不多且存在干预的风险［内镜逆行胰胆管造影（ERCP）和测压等］[2]。为了减少临床不确定性并限制一些侵入性的操作，传统意义上根据初始检测中存在或不存在相关异常将患者进行分组。当有典型疼痛的患者同时存在肝酶升高、胰腺功能异常和（或）胆总管（CBD）扩张等表现时，括约肌功能障碍的诊断容易得出。当没有上述诊断线索时，较大程度上导致诊断不确定。因此，临床医生迫切地想要充分利用他们的临床技能，以建议患者使用非侵入性检查和治疗试验，确保患者完全明白干预措施的风险、可替换的方法及对该领域认识的不足。虽然在这些问题和相关方法中有相当大的重叠，但已经将这些诊断流程分为胆囊切除术前和胆囊切除术后两类。

病例 5-1 胆囊在位的复发性胆源性疼痛

病史

一位 35 岁西班牙裔护士因为近 6 个月来多次发作严重的上腹部疼痛，被其初级保健医生转诊至消化专科医生。疼痛发作时局限于右上腹，直至较为稳定和严重的程度，持续0.5 ~ 1小时，疼痛剧烈到严重扰乱其正常活动(图5-1，框 1）。疼痛常放射至右肩胛下区。疼痛不能通过排便或者排气缓解，患者自述疼痛与姿势改变无关。在疼痛发作期间两次服用抗酸药物，但疼痛无缓解（框 1）。患者不能确定疼痛的诱发因素。但是，有两次疼痛发作是在晚餐刚结束后。患者曾在睡眠中痛醒。在几次发作中患者有出汗、恶心、呕吐等症状。在发作间期，患者除了偶有烧心外无其他胃肠道症状，且患者体重一直稳定。患者既往史无特殊，无常规服用药物史、吸烟或饮酒史。在家族史中，患者称其母患有“胆囊疾病”，当时诊断困难，但最终接受胆囊切除手术治疗后缓解。

消化专科医生获得了进一步的病史：有一次因严重疼痛发作而急诊入院，但患者体温正常，体格检查未见腹部异常。出院小结显示，患者白细胞计数、肝酶、血淀粉酶和脂肪酶正常。腹部超声（框 2）检查未见异常，但因患者体型和肠道气体的干扰，图像质量较差。

消化专科医生进行的体格检查没有发现异常。虽然患者对非处方抗酸药治疗效果差，但医生仍为其进行上消化道内镜检查（框 5）以排除消化性溃疡、食管炎和其他黏膜疾病（框 7）。

内镜检查结果是阴性的，因此消化科医生要求患者进行腹部CT检查(框8)进一步排除腹部病变（框 4）并获得更清晰的胆囊图像。腹部 CT 无阳性发现，胆囊、胆管和胰腺等未见异常。

虽然患者避免高脂饮食，但仍继续经历类似的严重腹痛。解痉治疗试验并没有效果。患者和其母亲都认为是胆囊导致其症状，并要求消化专科医生申请外科转诊。但消化专科医生认为仍然需要进一步检查，并与患者讨论几项额外检查的利弊以进一步明确诊断，并排除胆石症和胆囊疾病。检查主要包括磁共振胰胆管成像（MRCP）和超声内镜（EUS）（框 8）。但是考虑到之前 CT 等可信度较高的阴性检查结果，依靠 MRCP 和 EUS 明确所有问题也是不可能的。因此，需要决定是否因为其他引起疼痛的疾病均已被排除而诊断为胆囊功能障碍，这可能导致行胆囊切除术；还是通过动态胆道成像进一步寻找功能障碍的证据。经过讨论之后，消化专科医生确认患者没有服用可能影响检测结果的药物后，推荐进行缩胆囊素（CCK）刺激后胆囊核素扫描（CCK-CS）（框 10）以确定胆囊排空指数。检查报告显示患者胆囊排空指数只有 20%，而正常值通常在 38% ~ 40% 以上。在此基础上，消化专科医生确诊患者为胆囊功能障碍（框 11），并建议患者试验性服用小剂量三环类抗抑郁药治疗。但是患者经过 6 周的试验性治疗疼痛仍持续发作，随后推荐患者到外科进行胆囊切除术。

外科医生刚刚参加一个研讨会，会上因为多个研究表明 CCK-CS 与胆囊切除术后的预后相关性小或者无相关性[3,4]，对 CCK-CS 的预测价值怀疑的呼声更高。但是外科医生也同意消化专科医生的观点，认为患者临床表现及家族史支持诊断，而且没有证据支持其他可以解释疼痛的疾病。告知患者在这种情况下手术治疗[5]不一定会康复之后，医生为其进行了腹腔镜下胆囊切除术，术后无并发症，病理提示轻度慢性胆囊炎。患者术后恢复良好，内科随访 1 年无疼痛发作。如果预后不令人满意，消化专科医生打算重新评估患者是否存在其他功能性胃肠病，并考虑 Oddi 括约肌功能障碍的可能（见胆囊切除术后胆源性疼痛处理原则，92 页）

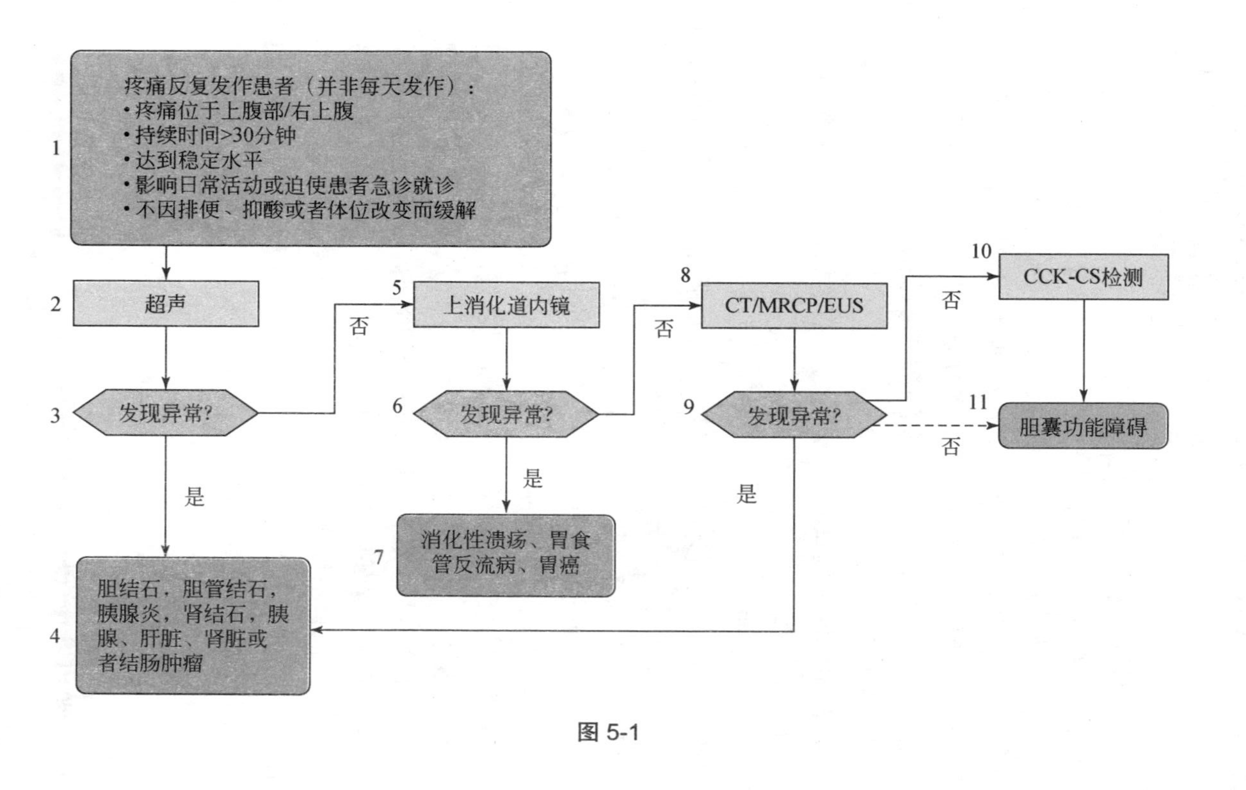
1
疼痛反复发作患者（并非每天发作）：
·疼痛位于上腹部/右上腹
·持续时间>30分钟
·达到稳定水平
·影响日常活动或迫使患者急诊就诊
·不因排便、抑酸或者体位改变而缓解
2
超声
3
发现异常?
是
否
4
胆结石，胆管结石，胰腺炎，肾结石，胰腺、肝脏、肾脏或者结肠肿瘤
5
上消化道内镜
6
发现异常?
是
否
7
消化性溃疡、胃食管反流病、胃癌
8
CT/MRCP/EUS
9
发现异常?
是
否
10
CCK-CS检测
11
胆囊功能障碍
否

图 5-1

图 5-1　注释

1. 这些是罗马诊断标准所定义的胆源性疼痛的特征[1]。在缺乏报警征象的情况下，腹痛通常在排便或排气后缓解，支持功能性肠道疾病的诊断。报警征象包括非人为的体重减轻、腹部包块、出血及贫血。活动、咳嗽或者大笑导致的疼痛提示为骨骼肌来源的疼痛。抗酸药或质子泵抑制剂可缓解的疼痛提示为消化性溃疡或胃食管反流病。
2. 超声、标准的肝脏和胰腺功能实验室检查是一线的检查方法。超声对于直径大于 3mm 的胆结石和胆囊炎准确性较高，其可检测的范围或者排除其他情况的能力（如胆管结石、胰腺炎和胰腺肿瘤）取决于操作者及病变的大小。如果当症状典型而初始检查阴性，尤其是有其他因素指向胆囊疾病时，请及时复查超声（如瞬时肝脏检查异常或强有力的家族史）。
3. 超声显示是否存在异常？
4. 胆石症是典型胆源性疼痛最常见的原因，但是其他可能的诊断也在图中列出。
5. 当疼痛为典型胆源性时，上消化道内镜不太可能发现明显的病理变化，但是该检查通常是为了完善诊断而采取的，因为可能有多种疾病共存的状况。
6. 上消化道内镜检查是否显示异常？
7. 内镜可能发现消化性溃疡、胃食管反流病、胃癌和其他黏膜疾病。
8. 当症状令人信服，而超声和内镜检查结果是阴性，则需要扩大诊断范围并需要更细致的影像学检查。高质量 CT 扫描能够发现大多数急慢性胰腺炎、胰腺肿瘤、腹膜内和腹膜后肿块。MRCP 提供良好的腹部脏器及胆胰管（特别是给予促胰液素时）成像，该技术无侵入性风险，可替代 ERCP；但 ERCP 因可以为非侵入性检查手段发现的病情进行治疗而得以保留。EUS 是胆囊小结石、胆管结石及胰腺疾病最敏感的检查手段。但是该技术具有操作者依赖性，而且某种程度上具有侵入性。在特定病例中，这些扫描检查的使用范围根据临床医生对疼痛病因的怀疑等级来定。与 30 岁的患者相比，更大范围的研究更适合在 65 岁的患者（尤其是有体重下降的患者）中进行。

   当患者症状不典型或者不易引起注意时，EUS 是发现胆管扩张（胆囊切除术后）最安全的检测方法。
9. CT、MRCP 或 EUS 检查是否显示异常？
10. CCK-CS 可用来评估胆囊功能障碍，并且适用于其他扫描检查阴性但高度怀疑的患者。通常认为排空指数小于 38% ~ 40% 即为异常，在排除其他病因的情况下可诊断为胆囊功能障碍。但是，CCK-CS 的检测并未标准化，因此，在不同机构的检测也是不同的[3]。此外，其他情况下也可出现低排空指数（如糖尿病、肥胖、腹腔疾病和肠易激综合征等），某些药物也可导致低排空指数，如麻醉剂和抗胆碱能药物。因此，检查结果必须结合患者背景谨慎地解释。同样重要的是，要注意异常的结果不能排除其他重叠的功能性胃肠病，这也可能是患者症状的病因。

CCK-CS 扫描结果所能预测手术预后的程度具有争议[4]。注射 CCK 引起患者疼痛复发提示是胆囊疾病，但是该观点尚未被证实。很显然，需要进一步严密的研究，以确定动态同位素胆道扫描的作用。

虚线表示另外一条途径，反映对 CCK-CS 预测价值的争论。当检查是阴性，患者疼痛是典型且无法缓解的，合并有胆囊疾病家族史或者肝酶异常的情况下，有些临床医生将不进行 CCK-CS 而直接诊断为 FGBD。虽然肝酶异常（特别是如果肝酶波动）可能提示胆管 Oddi 括约肌功能障碍，但是 ERCP 对于胆囊在位且成像阴性的患者作用并不明确。

11. 当患者症状典型且具有破坏性，排除其他可能的病因，伴或不伴 CCK-CS 检查异常时，即可诊断 FGBD。FGBD 罗马Ⅳ诊断包括无胆石症或者其他病理结构的典型胆源性疼痛。支持的标准包括 CCK-CS 胆囊低排空指数及正常的肝酶和胰酶水平。对 FGBD 患者通常推荐行胆囊切除术。许多可疑 FGBD 的患者其临床症状多自发消失，因此无须急于进行手术。治疗性给予解痉药或者神经递质调节剂通常是恰当的。

可疑 FGBD 患者行胆囊切除术的结果差异性很大[5]，只有一个小的、过时的安慰剂随机对照临床试验[6]。术后疼痛缓解并不确切证实 FGBD 的诊断，因为在安慰剂对照组观察到很强的安慰剂效应。许多患者会有持续性或复发性胆囊切除术后疼痛，需要对其进行重新评估，初步排除手术并发症或残余病变（如胆管结石）。如果疼痛持续，诊断考虑可能为胆管 Oddi 括约肌功能障碍（见胆囊切除术后胆源性疼痛处理原则，92 页）或非胆源性疾病，包括其他功能性胃肠病。

病例 5-2　复发性胆囊切除术后胆源性疼痛

病史

一名 45 岁女性邮政工人因为严重右上腹疼痛反复发作被转诊至消化专科医生。在过去 2 年中发作 3 次，期间间隔几个月，疼痛需要急诊科治疗。患者除了 8 年前因为胆囊结石导致单纯的胆囊疼痛而进行胆囊切除术，除此之外既往史阴性。消化专科医生对患者疼痛进一步分析显示，疼痛增加至最高等级且稳定维持超过 30 分钟。患者疼痛偶尔放射至右侧肩胛下窝，有时疼痛与呕吐相关。患者未曾在夜里痛醒。未发现明显的疼痛诱因。患者未曾服用含可待因药物，疼痛与排便无关，或者不受其影响，也不因服用抗酸药、姿势或者运动而缓解。正如罗马标准所定义，患者疼痛为典型的胆源性疼痛（图 5-2，框 1），而且据患者所述，目前疼痛与先前胆囊切除术前的疼痛非常相似。患者在无疼痛期间没有任何胃肠道症状。体格检查包括腹壁源性疼痛的评估均为阴性。患者未超重。

对患者进行血液学检查评估肝功能和胰腺功能，同时进行腹部超声检查（框 2）。血液学检查正常。超声检查未确诊，发现胆总管直径达 11mm，在胆囊切除术后的背景下，其意义不明。在这一阶段，虽然患者的疼痛似乎符合胆源性疼痛，但消化专科医生进行了胃肠镜检查（框 4）以排除胃食管反流病和消化性溃疡等情况（框 5）。这些检查未显示异常。消化专科医生考虑行进一步腹部影像学检查，如 CT 和 MRCP（框 6），并选择 MRCP 以获得更好的胆胰管成像及相关疾病的影像学信息（框 3）。MRCP 除了显示胆管扩张外，也未显示其他异常。在没有结构性疾病的情况下，消化专科医生考虑典型的胆源性疼痛可能因为 Oddi 括约肌梗阻引起（框 7）。患者先前的急诊记录证实每次患者的肝功和胰酶都是正常的。由于血液学检查正常但胆管扩张存在（框 10），考虑诊断为胆管 Oddi 括约肌功能障碍（框 11）。消化专科医生知道在这种情况下进行 ERCP 存在风险，其将患者转至另一更有经验的同事处。其和同事商量是否直接进行 ERCP 和胆管括约肌切开术（同时开展或者不开展括约肌测压），还是尝试通过定量胆囊闪烁显像研究进一步获得括约肌问题的证据（框 12）。其并不信服此研究的诊断价值，因此进行 ERCP 检查。胆道测压是异常的，行胆管括约肌切开术。在胰管插管造影后置入一枚胰管支架，给予患者吲哚美辛栓剂以降低 ERCP 术后胰腺炎的风险。

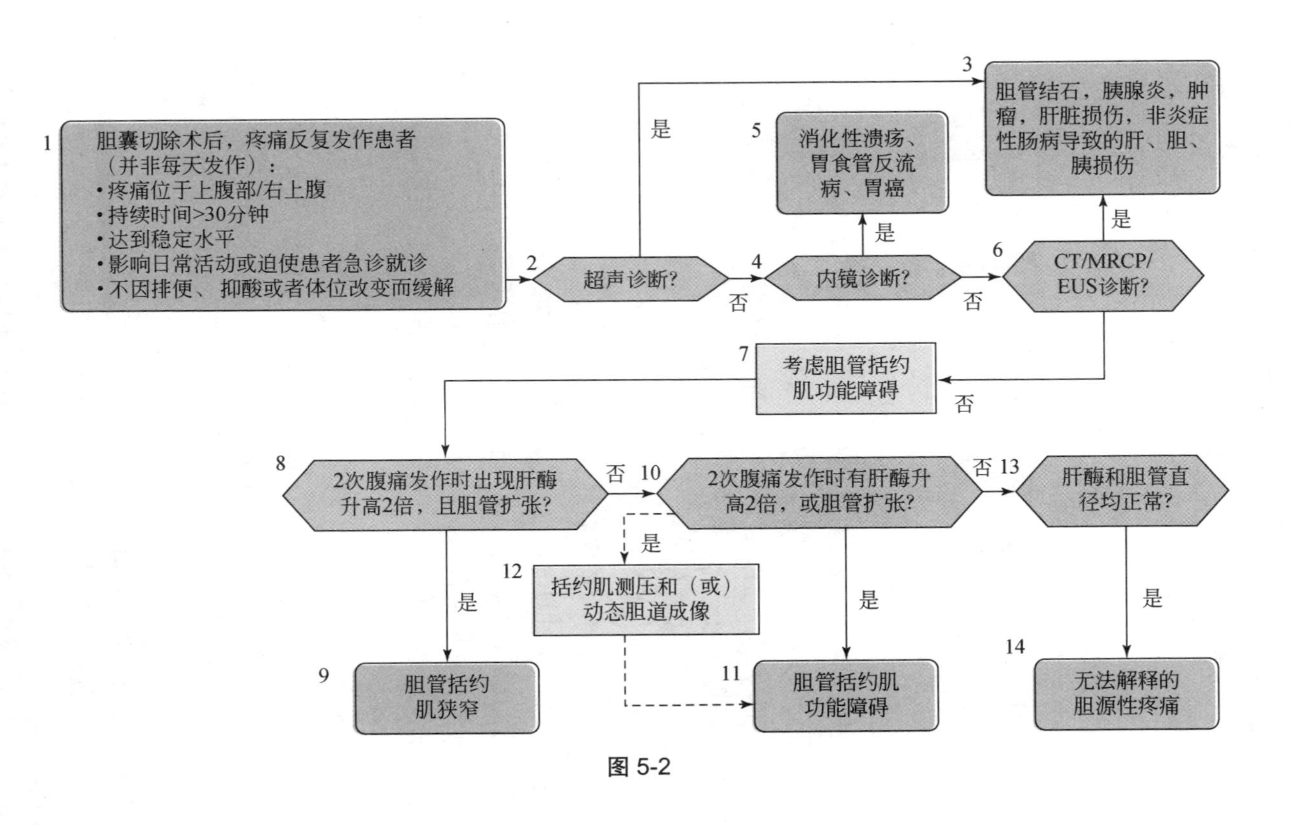

1
胆囊切除术后，疼痛反复发作患者
（并非每天发作）：
•疼痛位于上腹部/右上腹
•持续时间>30分钟
•达到稳定水平
•影响日常活动或迫使患者急诊就诊
•不因排便、抑酸或者体位改变而缓解
2
超声诊断?
是
否
3
胆管结石，胰腺炎，肿瘤，肝脏损伤，非炎症性肠病导致的肝、胆、胰损伤
4
内镜诊断?
是
否
5
消化性溃疡、胃食管反流病、胃癌
6
CT/MRCP/EUS诊断?
是
否
7
考虑胆管括约肌功能障碍
8
2次腹痛发作时出现肝酶升高2倍，且胆管扩张?
是
否
9
胆管括约肌狭窄
10
2次腹痛发作时有肝酶升高2倍，或胆管扩张?
是
是
否
11
胆管括约肌功能障碍
12
括约肌测压和（或）动态胆道成像
13
肝酶和胆管直径均正常?
是
14
无法解释的胆源性疼痛

图 5-2

图 5-2 注释

1. 这些是罗马诊断标准所定义的胆源性疼痛的特征[2]。在缺乏报警征象的时候，腹痛在排便或排气后缓解通常提示为功能性肠病。报警征象包括非人为的体重减轻、腹部包块、出血及贫血。活动、咳嗽或者大笑导致的疼痛意味着骨骼肌来源。坐起来加重右上象限 / 肋缘疼痛（Carnett 征），意味着肋软骨炎，可通过局部治疗缓解。抗酸药或质子泵抑制剂缓解的疼痛提示消化性溃疡或胃食管反流病。
2. 行超声检查及肝功能和胰腺功能检测，评估胆管、胰腺和肝脏病变。超声检查胆总管结石的敏感性低。对胆囊切除术后胆管的可接受尺寸是有争议的，但通常认为直径超过 9mm 是胆管扩张。与常识相反，胆囊切除术本身并不增加胆管的直径。然而，胆管直径增加可能是由于之前病理的缘故，且胆管直径确实随着年龄的增长而增大[7-11]。
3. 扫描可以检测到胆管结石，其他胆管、胰腺和肝脏病变。
4. 当不能够通过抑酸缓解的时候，上消化道内镜检查不太可能发现与这些症状有关的病变。然而上消化道内镜检查通常是为了检查的完整性而进行的。
5. 内镜可以检出胃食管反流、消化性溃疡和胃癌。
6. 超声扫描结果正常或者仅发现胆管扩张伴或不伴肝酶或者胰酶升高，是进一步采取 MRCP、腹部 CT 扫描和（或）EUS 进行结构性病因检查的指征。选择或检查的顺序将根据现有的资源及临床情况来确定。MRCP 和 EUS 在发现胆总管结石方面的敏感性在 90% 以上。EUS 是慢性胰腺炎和胰腺微小肿瘤最敏感的影像学检查手段。胰腺微小肿瘤在这种情况下是重要的考虑因素，特别是在老年患者中。
7. 上述检查未发现结构性异常，则考虑胆管 Oddi 括约肌障碍是引起疼痛的原因。
8. 患者有典型的胆源性疼痛，合并胆管扩张（直径大于 9mm）和与疼痛发作相关的肝酶升高，明显有胆道梗阻的病理状态，目前被归类于胆管括约肌狭窄。该定义指出：肝酶应升高至少 2 次，但通常只有一次被记录下来。将疼痛消退后肝功能检查的正常化作为一个推荐的附加标准，但并未被证实可预测结果（这些临床数据不常有）。
9. 胆管括约肌狭窄的诊断以前被称为 Ⅰ 型 Oddi 括约肌功能障碍[1]。ERCP 被用于确认无其他病变的情况，胆管 Oddi 括约肌切开效果良好[1]。括约肌测压无指征。
10. 患者有胆管扩张或肝功能异常（但不都有），可疑诊为胆管括约肌功能障碍。这些患者以前被归类为 SOD Ⅱ型[1]。
11. 目前很多临床医生认为这些特征已经足够诊断 FGBD，通常行 ERCP 胆管括约肌切开术。还需要进一步的研究证实哪些是使用该方法的最佳特征。虚线所代表的是其他医生更愿意获得括约肌功能障碍的进一步证据。

12. ERCP下胆道测压已经成为转诊中心的一种常见做法，因为它在3个小型随机试验中预示了胆管括约肌切开术后好的结果[12-14]。然而，许多队列研究报道超过65%采用该方法的患者未取得有效的阳性结果[15]，因此，这引起了对胆道测压价值的质疑。支持和反对Oddi括约肌功能障碍的证据都可以在动态胆道成像检查中获得。已经提出了几种方法，包括在高脂饮食前后或注射缩胆囊素之后测量胆道直径。目前经充分评价的方法是缩胆囊素注射后行核医学影像（CCK-CS试验）检查，但是考虑到该检测的最佳方法及结果预测价值具有争议性[16-20]，CCK-CS并不常用。因为这种技术的检查结果和括约肌测压不相关，所以该技术也失去了青睐[21]，现在，测压法作为金标准的有效性也受到了质疑。

动态磁共振（MR）扫描具有潜力，并有可能在未来发挥重要作用。内镜下肉毒毒素注射已应用于治疗性试验，但是尚无关于其价值的随机研究[22]。

需要进一步研究，以阐明这些方法和其他潜在诊断性试验的作用。

13. 许多胆囊切除术后有胆源性疼痛的患者肝功能正常，没有胆管扩张。

14. 这些患者的疼痛仍然无法解释。这些患者之前被归类为SOD Ⅲ型[1,2]。患者通常进行Oddi括约肌测压（SOM），当压力升高时，行括约肌切开术。然而，这种情况下（有/无测压）ERCP的风险都是实质性的。此外，先前的队列研究报告并未引起注意[15]，最近的随机试验揭示：括约肌切开术（胆管伴或不伴胰管）并不比假手术组疗效更佳[23]。另外，测压并不能预测患者预后。因此，认为这些患者括约肌没有问题。应该避免ERCP，且应对替代诊断方法和有效的非侵入性治疗方法进行研究。当考虑患者可能存在功能性因素时，应考虑抗痉挛药物或者神经递质调节剂进行治疗[24]。

（王子恺　译，杨　竞　校）

参考文献

1. Behar J, Corazziari E, Guelrud M, et al. Functional gallbladder and sphincter of Oddi disorders. Gastroenterology 2006;130:1498–1509.
2. Cohen S. Bacon Br, Berlin JA, et al. National Institutes of Health State-of-the-Science Conference Statement: ERCP for diagnosis and therapy, January 14–16, 2002. Gastrointest Endosc 2002;56:803–809.
3. DiBaise JK, Richmond BK, Ziessman HA, et al. Cholecystokinin-cholescintigraphy in adults: consensus recommendations of an interdisciplinary panel. Clin Nucl Med 2012;37:63–70.
4. Paajanen H, Miilunpohja S, Joukainen S, et al. Role of quantitative cholescintigraphy for planning laparoscopic cholecystectomy in patients with gallbladder dyskinesia and chronic abdominal pain. Surg Laparosc Endosc Percutan Tech 2009;19:16–19.
5. Singhal V, Szeto P, Norman H, et al. Biliary dyskinesia: how effective is cholecystectomy? J Gastrointest Surg 2012;16:135–140.
6. Yap L, Wycherley AG, Morphett AD, et al. Acalculous biliary pain: cholecystectomy alleviates symptoms in patients with abnormal cholescintigraphy. Gastroenterology 1991;101:786–793.
7. Mueller PR, Ferrucci JT Jr, Simeone JF, et al. Postcholecystectomy bile duct dilatation: myth or reality? AJR Am J Roentgenol 1981;136:355–357.
8. Majeed AW, Ross B, Johnson AG. The preoperatively normal bile duct does not dilate after cholecystectomy: results of a five year study. Gut 1999;45:741–743.
9. Csendes G, Csendes J, Burgos Li AM, et al. [Bile duct diameter before and 12 years after cholecystectomy]. Rev Med Chil 2007;135:735–742.
10. Feng B, Song Q. Does the common bile duct dilate after cholecystectomy? Sonographic evaluation in 234 patients. AJR Am J Roentgenol 1995;165:859–861.
11. Bachar GN, Cohen M, Belenky A, et al. Effect of aging on the adult extrahepatic bile duct: a sonographic study. J Ultrasound Med 2003;22:879–882.
12. Geenen JE, Hogan WJ, Dodds WJ, et al. The efficacy of endoscopic sphincterotomy after cholecystectomy in patients with sphincter-of-Oddi dysfunction. N Engl J Med 1989;320:82–87.
13. Sherman S, Lehman G, Jamidar P, et al. Efficacy of endoscopic sphincterotomy and surgical sphincteroplasty for patients with sphincter of Oddi dysfunction （SOD）: randomized, controlled study. Gastrointest Endosc 1994;40:A125.
14. Toouli J, Roberts-Thomson IC, Kellow J, et al. Manometry based randomised trial of endoscopic sphincterotomy for sphincter of Oddi dysfunction. Gut 2000;46:98–102.
15. Petersen BT. An evidence-based review of sphincter of Oddi dysfunction: part Ⅰ, presentations with “objective” biliary findings（types Ⅰ and Ⅱ）. Gastrointest Endosc 2004;59:525–534.
16. Cicala M, Scopinaro F, Corazziari E, et al. Quantitative cholescintigraphy in the assessment of choledochoduodenal bile flow. Gastroenterol 1991;100:1106–1113.
17. Craig AG, Peter D, Saccone GT, et al. Scintigraphy versus manometry in patients with suspected biliary sphincter of Oddi dysfunction. Gut 2003;52:352–357.
18. Madácsy L, Middelfart HV, Matzen P, et al. Quantitative hepatobiliary scintigraphy and endoscopic sphincter of Oddi manometry in patients with suspected sphincter of Oddi dysfunc-

tion: assessment of flow-pressure relationship in the biliary tract. Eur J Gastroenterol Hepatol 2000;12:777–786.

19. Corazziari E, Cicala M, Scopinaro F, et al. Scintigraphic assessment of SO dysfunction. Gut 2003;52:1655–1656.
20. Cicala M, Habib FI, Vavassori P, et al. Outcome of endoscopic sphincterotomy in post cholecystectomy patients with sphincter of Oddi dysfunction as predicted by manometry and quantitative choledochoscintigraphy. Gut 2002;50:665–668.
21. Rosenblatt ML, Catalano MF, Alcocer E, et al. Comparison of sphincter of Oddi manometry, fatty meal sonography, and hepatobiliary scintigraphy in the diagnosis of sphincter of Oddi dysfunction. Gastrointest Endosc 2001;54:697–704.
22. Wehrmann T, Seifert H, Seipp M, et al. Endoscopic injection of botulinum toxin for biliary sphincter of Oddi dysfunction. Endoscopy 1998;30:702–707.
23. Cotton PB, Durkalski V, Romagnuolo J, et al. Effect of endoscopic sphincterotomy for suspected sphincter of Oddi dysfunction on pain-related disability following cholecystectomy: the EPISOD randomized clinical trial. JAMA 2014;311:2101–2109.
24. Törnblom H, Drossman DA. Centrally targeted pharmacotherapy for chronic abdominal pain. Neurogastroenterol Motil 2015;27:455–467.

第六章

肛门直肠疾病

Adil E. Bharucha, MBBS, MD
Satish SC. Rao, MD, PhD, FRCP
Arnold Wald, MD

肛门直肠症状

近年来，尽管在诊断方法上取得了新的进步，但是临床晤谈法仍然是评估症状是否存在、其严重程度，建立与患者的关系，选择诊断方法及指导治疗的基本方法。虽然肛门直肠检查在诊断排便障碍性疾病时是必要的，但是仔细的问诊和体格检查通常足以早期诊断大便失禁（fecal incontinence, FI）。这类患者检查的重点是饮食和排便习惯，因为许多肛门直肠症状是排便习惯紊乱的结果（如排半成形粪或水样粪时大便失禁）。尽可能使用排便日记和图像化的大便分级来判断排便习惯[1]。肛门直肠症状可大致分为便秘、大便失禁及肛门直肠疼痛。

便秘

在这一节中所讨论的肠道疾病中，患者可以出现各种"便秘（constipation）"的症状。直观地讲，某些症状（如肛门堵塞感、排便费力、手指辅助排便）加上仔细的肛门指诊检查发现的异常有助于诊断功能性排便障碍。然而，调查表评估的方法在对照研究中不能区分功能性排便障碍与其他原因的慢性便秘[2]。因为即使是健康的受试者也可能会表现出排便障碍，如排出小的干硬粪，排软粪、成形粪或水样粪时的排便困难更支持排便障碍的诊断。因而，功能性排便障碍与其他原因的慢性便秘难以单独从症状上加以区分，肛门直肠检查是必要的[3]。

大便失禁

FI 是指反复发作的不能控制的排水样或固体粪便。不自主地肛门排气虽然令人痛苦，但不能诊断为 FI，因为很难定义什么时候肛门排气是异常的[4]。当患者被问及是否患有 FI 时，超过 50% 的患者不会透露这些症状，除非这些症状被特别问到[5]。应该问清楚排便的频率、排便量［如少量、中等量（多于少量而少于全量大便）或大量（全量大便）］、失禁粪便的类型及是否存在排便急迫感。排半成形或水样粪较排成形粪显示对盆底肌调控机制影响更大，因此固体大便失禁较液体大便失禁提示括约肌功能减弱更为严重。在大便失禁前能否产生排便意识是不同的，这也为相关的病理生理学提供了依据。急迫型大便失禁患者常感到便意而不能准时到达厕所；而被动型大便失禁患者常在失禁前无排便意识。急迫型大便失禁患者肛管缩榨压降低[6]、缩榨时间缩短[7]和（或）直肠容量减少合并直肠高敏感[8]；而被动型大便失禁患者的肛管静息压降低[6]。夜间失禁在特发性大便失禁患者中少见；更多见于糖尿病及硬皮病患者。

肛门直肠疼痛

正如诊断流程中详述，肛门直肠疼痛（anorectal pain）可以根据各自的临床特征，分为肛提肌综合征（levator ani syndrome）、非特异性功能性肛门直肠疼痛（unspecified functional anorectal pain）和痉挛性肛部痛（proctalgia fugax）。这一分类不包括尾骨痛，它作为一类独立的疾病，指尾骨疼痛并有尾骨压痛点。大多数患者有直肠、肛门或骶部不适，有肛提肌触痛而不是尾骨压痛[9]。临床上在肛门直肠和泌尿生殖系统疾病中有很多相似特征的慢性疼痛[10]。虽然其病理生理学机制大多不清楚，但在慢性盆底痛和肛提肌综合征患者中触诊盆底肌的触痛可能反映了内脏痛觉过敏和（或）盆底肌张力增高。在 157 例慢性肛门直肠疼痛的患者中，85% 有肛提肌触诊触痛的患者存在不协调性排便的表现，而不是便秘症状[11]。这些发现尚待进一步研究证实。一些肛提肌综合征患者可能存在肛门压力增加[12]。一项研究表明，肛提肌综合征与心理障碍有关[13]。然而，这是否反映了一个潜在的原因或是疼痛的结果尚不清楚。

病史

一位女性 32 岁办公室职员，患有慢性便秘 3 年，治疗效果差，遂被其初级保健医生（PCP）转诊至消化科医生（图 6-1，框 1）。该患者平均每周排便 2 次，但通常量少，为干硬粪或正常性状，排便费力及有排便不尽感，未用手法辅助排便。无腹痛，但排便前伴有腹胀，无便血或体重减轻。一般情况好，无便秘相关的系统性疾病。未怀孕，无盆腔或腹部手术史。未服用通便药物。无胃肠病家族史。

体格检查正常。直肠指检显示肛管静息压正常及缩榨期间收缩反应正常。模拟排便动作时不放松，但耻骨直肠肌反常收缩，无会阴下降。初级保健医生在不同时间给患者开了纤维补充剂、聚乙二醇缓泻剂和乳果糖等药物来缓解便秘，但仍感腹胀、不适，便秘无改善（框 1）。应用比沙可啶缓解腹部绞痛、鲁比前列酮缓解恶心，但都不能改善排便习惯。当患者有数天不排便时，应用甘油栓剂协助排便。

从初级保健医生那里得到过去 1 年内患者检验的全血细胞计数（CBC）、红细胞沉降率（ESR）及生化包括代谢检测均正常。患者的这些症状明显影响生活质量，消化科医生决定安排进一步的诊断性检查。这些生理学检查包括肛门直肠测压和直肠球囊逼出试验（框 2）。肛门直肠测压显示了排便时的肛门直肠压力图，表现为肛门括约肌的不恰当收缩（肛门括约肌压力增高），尽管有足够的推进力（直肠内压力 50mmHg）；肛门括约肌静息压和缩榨压分别是 60mmHg（正常为 48 ~ 90mmHg）和 100mmHg（正常为 98 ~ 220mmHg）。直肠最小感觉阈值、排便感及排便急迫感分别是 30ml、100ml 和 160ml；上述正常值分别约为 100ml、200ml 和 300ml，其检测值均为异常[14]。直肠球囊逼出试验显示：2 次试验中患者均未能在 1 分钟内排出装满 50ml 水的球囊（正常＜ 60 秒）。因此，无论是肛门直肠测压和直肠球囊逼出试验结果均异常（框 3，框 4）。基于这些结果，功能性排便障碍的诊断成立。

基于上述发现，患者被转诊至实验室接受肛门直肠生物反馈治疗。其与训练治疗师一起在 5 周内经历了 5 次生物反馈训练课程。其他中心提出了更密集的治疗方案，每天训练 2 ~ 3 次，训练 2 周以上。通过使用仪器进行反馈，患者学习将其排便模式正常化。患者报告了明显的临床改善，目前其能够在 20 秒内排出球囊。

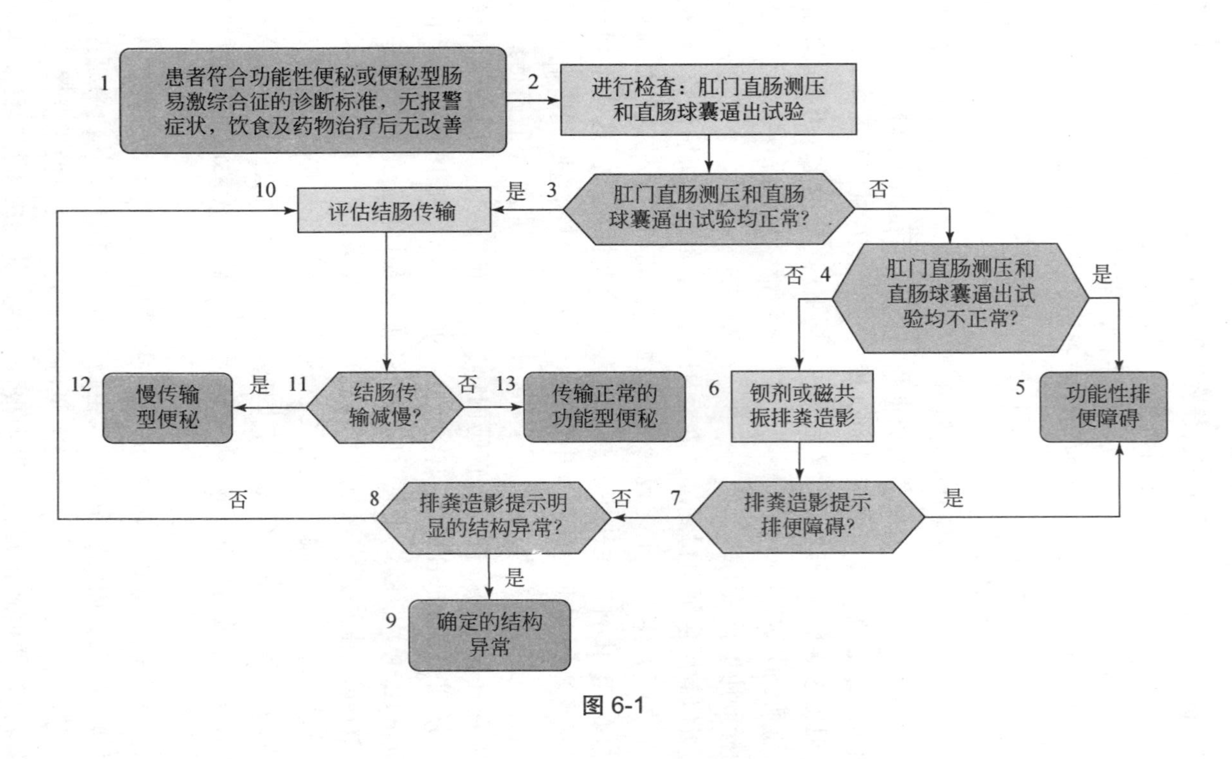
1
患者符合功能性便秘或便秘型肠易激综合征的诊断标准，无报警症状，饮食及药物治疗后无改善
2
进行检查：肛门直肠测压和直肠球囊逼出试验
3
肛门直肠测压和直肠球囊逼出试验均正常?
是
否
4
肛门直肠测压和直肠球囊逼出试验均不正常?
是
否
5
功能性排便障碍
6
钡剂或磁共振排粪造影
7
排粪造影提示排便障碍?
是
否
8
排粪造影提示明显的结构异常?
是
否
9
确定的结构异常
10
评估结肠传输
11
结肠传输减慢?
是
否
12
慢传输型便秘
13
传输正常的功能型便秘

图 6-1

图 6-1　注释

1. 为初步评估慢性便秘，并诊断功能性便秘或便秘型 IBS（IBS-C），见 49 页的“慢性便秘”诊断流程。

   应用排便日记联合 Bristol 粪便性状量表可以提供更多关于粪便频率、性状和排便过程的信息。病史应体现其他的相关症状，包括排便不尽感，肛门直肠堵塞感及应用手法辅助排便，虽然这些症状的存在不足以诊断排便障碍。要确认没有报警征象，即年龄＞ 50 岁、病程短、结肠癌家族史、血便、体重减轻、夜间症状，以及近期使用抗生素。患者符合功能性便秘或 IBS-C 的诊断，在增加膳食纤维摄入或应用单一泻剂无改善，并且没有报警征象的，往往需要进一步的生理学评估。尽管有些医生可能从医疗法律的角度选择在这种情况下应用影像学或内镜评估结肠癌的情况，但是在没有报警症状的前提下没有证据来支持这种做法；前瞻性横断面研究和队列研究表明，不论有无慢性便秘，结直肠癌的患病率没有增加[15]。
2. 最初的两个生理学检查是肛门直肠测压和直肠球囊逼出试验。肛门直肠测压应用的是水灌注或固态传感器或有高分辨率测压导管的微球囊[16]。肛管静息压和缩榨压、肛门直肠抑制反射、直肠感觉和在模拟排便时肛门直肠的压力变化均应被评估。静息压较缩榨压可能较少受影响产生伪像。缩榨压的测量要求患者缩紧肛门（即收缩）括约肌至少 20 ~ 30 秒，并取此期间压力的平均值。由于肛门压力受年龄、性别和技术的影响，理想的测量方法是应用同一技术，与年龄、姓名相匹配个体的正常值相比较[16-19]。肛门直肠不协调主要表现为模拟排便过程中负肛门直肠压力梯度（即直肠压力小于肛门压力），与测压一起用于诊断排便不协调的便秘患者。然而，有相当比例的健康人在模拟排便过程中通过传统或高分辨率测压可检测出负肛门直肠压力梯度[20]。因此，没有单一的诊断性试验金标准来诊断功能性排便障碍，并且各种试验的一致性有限。
3. 在肛门测压中，做排便动作时肛门括约肌和直肠压力变化的模式是最相关的参数。虽然正常模式的特点是在排便过程中直肠内压力增高，并且肛门括约肌松弛，但是其他异常模式（如较低的直肠压力或受损的肛门松弛）也可以在无症状人群中观察到。球囊逼出试验的正常值取决于技术。在大多数中心，大于 60 秒被认为是异常的。

   直肠球囊逼出试验的测量要求在规定时间内排出直肠内填充 50ml 温水或空气的球囊，是测试排便障碍的一种有用的、敏感和特异的检查方法[21-23]。然而，球囊逼出试验没有定义排便障碍的机制，也没有一个正常的球囊逼出试验研究来排除功能性排便障碍。

4, 5. 如果测压和直肠球囊逼出试验均异常就有充分的证据诊断功能性排便障碍。在这种情况下，通常不需要影像学检查（如钡餐或 MR 排粪造影）。

6, 7. 如果测压和直肠球囊逼出试验中有一项异常，那么应考虑应用排粪造影或肛门体表肌电图（EMG）来记录或排除排便障碍[3, 24]。此外，类似于肛门直肠测压，一些无症状的健康人在直肠排粪造影时可有排便障碍的特征。无症状人群肛周体表肌电图的正常值尚未确定。

8, 9. 排粪造影时还应考虑何时有必要排除结构性异常，如临床上明显的直肠膨出、肠疝或直肠脱垂。MR 排粪造影提供另一种无辐射的实时检测肛门直肠运动及排空的成像方法。在对照研究中，MR 排粪造影证实了 94% 疑似有排便障碍的患者存在排便障碍和（或）肛门收缩[25]。在许多欧洲中心，排粪造影是排便障碍的主要诊断方法。

10 ~ 13. 如果排粪造影没有显示重要的结构异常（框 8），或者如果肛门直肠测压和球囊逼出试验是正常的（框 3），那么结肠传输试验的结果可以将功能性便秘分为正常传输便秘或慢传输型便秘。结肠传输试验是使用不透 X 线标记技术进行评估最快捷的方法。有几种可用的方法用于评估，其中在 Hinton 技术中，第 1 天口服含有 24 个不透 X 线标记物的胶囊，第 6 天拍腹部 X 线平片来测算剩余的标记物；＜ 5 个标记物保留在结肠为正常，＞ 5 个标记物分散分布在结肠为慢传输型便秘，＞ 5 个标记物分布在直肠及乙状结肠区域并且其余结肠有接近正常的清除，支持功能性排便障碍的诊断[26]。

另外一种方法能够评估全部和部分区域的结肠传输功能。第 1 天、2 天和 3 天口服含有 24 个不透 X 线标记物的胶囊，第 4 天、7 天拍腹部 X 线平片来测算剩余的标记物[27]。结果是第 4 天≤ 68 个不透 X 线标记物残留在结肠中是正常的；＞ 68 个不透 X 线标记物残留在结肠提示慢传输型便秘。

注：建议放射科采用高透膜（110keV）以减少辐射暴露。如果在第 4 天＜ 34 个标记物存在，不需要行第二次腹部 X 线平片检查。在行该检查前 1 周或在检查中应避免应用泻剂，保留 1 周的排便日记，这些可能与传输试验结果相关。

结肠传输也可以使用核素显像或无线动力胶囊（wireless motility capsule，WMC）进行评估，并与不透 X 线标记物对比验证[28, 29]。同位素（一般是 ^{99m}Tc 或 ^{111}In）被一种缓释胶囊运送至结肠，它是一种 pH 敏感聚合物（丙烯酸甲酯），其可在回肠末端的碱性环境中溶解，在升结肠释放出放射性同位素。伽马相机记录摄入后 4 小时、24 小时，若有必要甚至 48 小时的同位素在结肠的分布情况[30]。利用闪烁成像和 WMC 进行结肠传输功能评估与不透 X 线标记物技术具有可比性。不透 X 线标记物技术操作更简单，应用更广泛。然而，闪烁成像技术能够在 48 小时内完成，而不透 X 线标记物技术则需要 5 ～ 7 天。闪烁成像和 WMC 能够评估胃、小肠、结肠传输功能。

一些慢传输或正常传输功能的便秘患者存在结肠运动功能障碍，可能发展成结肠无力。相反，慢传输型便秘可能与正常结肠运动功能（通过腔内检测的方法进行评价）或排便障碍相关[31]。结肠无力的诊断仅能通过腔内评估［如测压和（或）恒压器］证实其对生理刺激（如一顿饭）和药物刺激（如比沙可啶、新斯的明）引起的收缩反应减少[31-33]。立位腹部 X 线平片提示巨结肠时推荐应用液态灌肠剂泛影钠。

结肠慢传输的存在并不排除排便障碍的诊断。因此，该患者的特点是存在结肠正常或慢传输的功能性排便障碍。然而，结肠慢传输可能会导致排便障碍或与其共存。为了鉴别诊断，在排便障碍纠正后应重复进行结肠传输评估。若结肠传输正常，那即可做出排便障碍的诊断；若不是，这可能是一个并存的状况；如果功能性排便障碍没有获得临床改善，则需要进一步治疗。

总之，功能性排便障碍目前尚无金标准的诊断性试验。一套完整的测试（如测压、直肠球囊逼出试验及排粪造影）结合临床特征一般可以确定或排除诊断。如果排粪造影显示排便障碍的特征，可以诊断为功能性排便障碍。这些特征包括肛门开放不完全、耻骨直肠肌松弛受损或耻骨直肠肌矛盾收缩，会阴下降减少或增加和大的（＞4cm）直肠膨出，尤其是排空不完全。如果这 3 项试验（测压、球囊逼出试验及排粪造影）中有 2 项没有显示排便障碍，该患者不能达到功能性排便障碍的诊断标准；进一步的诊断则依赖于是否存在结肠传输延迟。

罗马Ⅳ功能性排便障碍*诊断标准** 必须包括以下所有条件：

（1）患者必须符合功能性便秘和（或）便秘型肠易激综合征的诊断标准

（2）在反复试图排便过程中，经以下 3 项检查中的 2 项证实有特征性排出功能下降：

a. 球囊逼出试验异常

b. 压力测定或肛周体表肌电图显示肛门直肠排便模式异常

c. 影像学检查显示直肠排空能力下降

* 诊断前症状出现至少 6 个月，近 3 个月符合以上诊断标准

病例 6-2　大便失禁

病史

一名 60 岁的女性电话接线员主因“大便失禁（FI）2 年”就诊。患者平时的排便习惯是每天排 1 ～ 2 次软的成形粪，便后舒适。然而，大约每周出现 1 次大便失禁，排少量半成形粪，约为平日排便量的 1/4，通常在走路或站立时出现（图 6-2, 框 1）。患者有约 50% 的时间能够意识到便失禁发作但无排便急迫感。其通常能区分气体和大便在直肠的感觉。患者每天穿着纸尿裤。这些症状使得其很难继续目前的工作，并且严重影响了其生活质量。大便无血或黏液，也没有其他消化道症状。无其他系统疾病，无泌尿系统或神经系统症状（框 2）。患者的饮食史没有碳水化合物不耐受的症状，没有其他医疗状况，正在单服多种维生素。患者的分娩史值得关注，2 次经阴道分娩并做了会阴切开术，但未用产钳助产，无肛门括约肌损伤。

全身检查：腹部及神经系统检查正常。直肠指检（框 2，框 3）没有发现任何粪便嵌塞的证据，未发现肛门直肠病变。肛管静息压降低、肛门缩榨反应减弱，耻骨直肠肌提升运动正常。但消化科医生注意到患者在模拟排便中耻骨直肠肌更倾向于收缩而不是放松（框 2）。肛周针刺感觉和肛门瞬目反射正常。

消化科医生确认患者没有稀粪或频繁排便（框 5），但已试用洛哌丁胺（框 9）治疗，尚无任何明显改善（框 10），反而引起便秘。患者也尝试过使用肛周棉塞（框 9），也不满意（框 10）。高分辨率肛门直肠测压（框 12）显示平均肛管静息压（23mmHg）和缩榨压（60 mmHg）降低（在患者的年龄，静息压和缩榨压的正常值分别为 26 ～ 91mmHg 和 99 ～ 248mmHg）（框 13）。虽然直肠最低感觉阈值是正常的，但最大耐受容量（60ml）下降。患者能在 20 秒内排出直肠球囊。基于这些发现，肛门括约肌无力和大便性状改变可能导致了患者的 FI（框 14）。

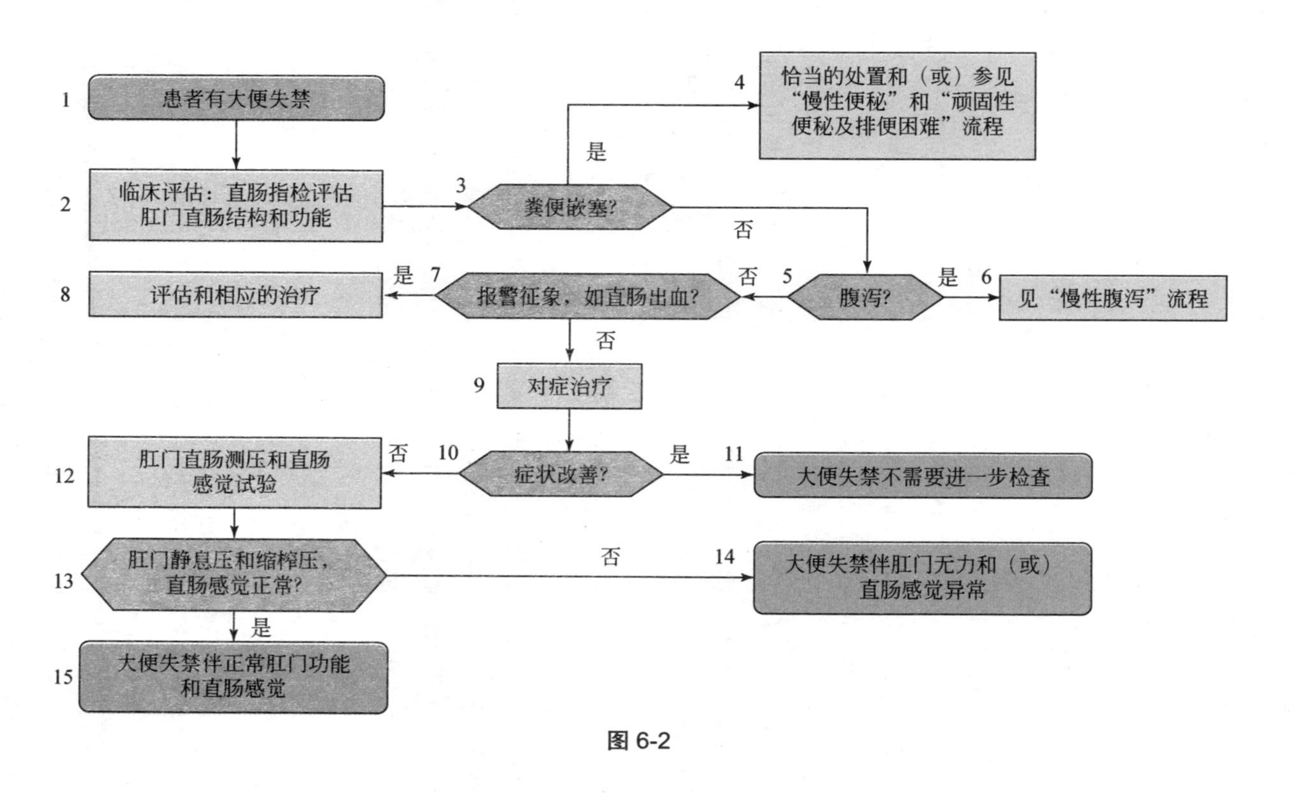
1
患者有大便失禁
2
临床评估：直肠指检评估
肛门直肠结构和功能
3
粪便嵌塞?
是
4
恰当的处置和（或）参见
“慢性便秘”和“顽固性
便秘及排便困难”流程
否
5
腹泻?
是
6
见“慢性腹泻”流程
否
7
报警征象，如直肠出血?
是
8
评估和相应的治疗
否
9
对症治疗
10
症状改善?
是
11
大便失禁不需要进一步检查
否
12
肛门直肠测压和直肠
感觉试验
13
肛门静息压和缩榨压，
直肠感觉正常?
否
14
大便失禁伴肛门无力和（或）
直肠感觉异常
是
15
大便失禁伴正常肛门功能
和直肠感觉
图 6-2

图 6-2　注释

1. 大便失禁（FI）定义为在 4 岁以上人群中，反复发生不能控制的粪质排出，症状持续至少 3 个月。单纯的不自主排气不被定义为 FI。在当前内容中 FI 被设定为与已知的系统性或器质性疾病（如痴呆、多发性硬化及克罗恩病）无关[4, 34, 35]。
2. 病史评估应包括症状持续时间、FI 类型、相关的排便习惯、泌尿系统和神经系统症状[36]。要考虑可能导致 FI 的未诊断的系统性或器质性疾病。尽管脊髓损伤可引起 FI，但脊髓损伤区别于 FI 患者的特点为前者通常有其他神经系统症状和体征。严重程度评估考虑 4 个变量：大便频率、类型（如液体、固体粪便或两者均有）、溢出量（小量、中量或大量）和存在 / 不存在排便急迫感（如警告感觉）。体格检查应特别评估是否存在报警征象，如腹部包块或贫血的证据。若有神经系统疾病的征象，应进行神经系统检查。

   仔细的直肠指检对了解病因和指导 FI 的治疗至关重要[37]。这些检查应该评价在粪便嵌塞、肛门静息张力（若肛门静息张力显著下降可能存在括约肌裂开）、肛门外括约肌和耻骨直肠肌的收缩和（或）模拟排便过程中的不协调排便。这名患者的肛门缩榨反应降低而耻骨直肠肌提升存在，括约肌连续，无耻骨直肠肌无力。不协调性排便是指模拟排便过程中，肛门括约肌和（或）耻骨直肠肌的松弛受损和（或）矛盾收缩，和（或）会阴下降减少。为评价骶下运动神经元反射弧的完整性，应评估肛周针刺感觉和肛门瞬目反射。
3. 直肠指检存在粪便嵌塞提示粪便潴留和“溢出”型。如果可能，应行腹部 X 线平片来确定是否存在结肠粪便潴留。
4. 如有粪便嵌塞，参照慢性便秘和顽固性便秘的诊断流程。如果经过正规治疗后 FI 持续存在，考虑进一步评估 FI，如下所述。

5, 6. 患有 FI 和中度至重度腹泻的患者应参照“慢性无痛性腹泻”的诊断流程进行适当的检查。如果腹泻经适当的治疗后，FI 仍持续存在，考虑进一步评估 FI，如下所述。

7 ~ 9. 评估是否存在报警征象，若有，进行评估。

9, 10. 对于症状轻微和（或）症状不影响生活的患者，通常可从针对 FI 或任何相关的排便障碍的对症治疗中获益；遵循按需治疗原则。这些治疗包括试验性应用洛哌丁胺和（或）增容剂，建议按时排便，必要时可使用会阴保护装置。被动型大便失禁的患者若仅排少量大便，可应用肛周棉塞来吸收水分治疗。

11. 如果症状改善且没有器质性疾病表现（如提示脊髓损伤的神经症状 / 体征），进一步的检查可能是不必要的。在未明确有无器质性或功能性疾病的时候不能诊断 FI。

12. 如果症状没有改善，应考虑进一步的检查，特别是肛门直肠测压。这种测试的程度根据患者的年龄、可能的病因、症状的严重程度、对生活质量的影响、对药物保守治疗的反应及检查的可行性而定。尽管这些检查方法已被广泛使用，仍应由具有专业知识的实验室人员实施。

13 ~ 15. 肛管直肠测压的主要检测指标是肛门括约肌静息压和缩榨压。由于肛门括约肌压力随着年龄的增长而下降，在女性中也较低，所以在检测肛门压力时，年龄和性别应该考虑在内[14, 18]。评估直肠感觉是有意义的，FI 患者的直肠感觉可能正常、增高或降低，生物反馈疗法可以调控这些因素。

肛门直肠测压和直肠感觉测试的结果可以指导进一步治疗[38]。肛门括约肌无力、直肠排空障碍、直肠感觉增高或降低的患者可能会受益于生物反馈治疗。肛门括约肌无力的患者可以考虑用超声或 MRI 进行肛门影像学检查。虽然这些检查结果可能是等同的[39]，但直肠内超声应用更广泛，并且可以更清晰地观察到内括约肌。MRI 在判断外括约肌和耻骨直肠肌萎缩、肛管扩张及盆底肌实时运动方面意义更大，且无辐射[8, 40]。临床怀疑神经源性括约肌无力的患者应考虑行肛门括约肌肌电图检查，特别是有近端（即骶神经根）受累表现的[41]。结构异常和肛门直肠功能或肠道症状之间的因果关系目前尚不清楚，因为这种异常经常出现在无症状的患者中[38]。例如，过去的研究观察到 1/3 的妇女在阴道分娩后出现肛门括约肌受损[36]。

罗马Ⅳ大便失禁*诊断标准**

年龄至少 4 岁，反复发生不能控制的粪质排出

* 近 3 个月符合以上诊断标准。以研究为目的时，症状出现至少 6 个月，近期大便失禁 2 ~ 4 次，超过 4 周

病例 6-3 慢性或复发性直肠疼痛

病史

患者女性，52 岁，主因直肠不适 8 个月转诊至消化科医生（图 6-3，框 1）。患者描述疼痛为深部痛、钝痛、疼痛不适，持续数小时，常坐位诱发或加重（框 2）。疼痛与排便或进食无关。疼痛发作每次不一致，但目前是中等程度的疼痛，每周多达 4 ~ 5 天，无疼痛间歇期（框 3）。患者每周以最小的力量平均排便 5 次，有时出现排便不尽感。排便习惯无改变，无直肠出血。既往无性交痛、排尿困难、背部疼痛或创伤。无盆腔手术史。妇科医生行盆腔检查正常，盆腔超声正常（框 2）。2 年前结肠镜检查正常。无其他重大的疾病。

一般体格检查正常，包括腹部及神经系统查体。直肠指检无肛周疾病或触痛（框 6）。肛管张力和缩榨压正常。肛周针刺感觉和肛门瞬目反射正常。尾骨无触痛，未扪及包块。耻骨直肠肌后牵引引起的触痛在左侧比右侧剧烈（框 6，框 8）。消化科医生给予行 CBC、ESR、乙状结肠镜和肛周影像学（框 3）检查以排除炎症和肿瘤。这些检查均正常。因此可诊断为肛提肌综合征（框 12）。

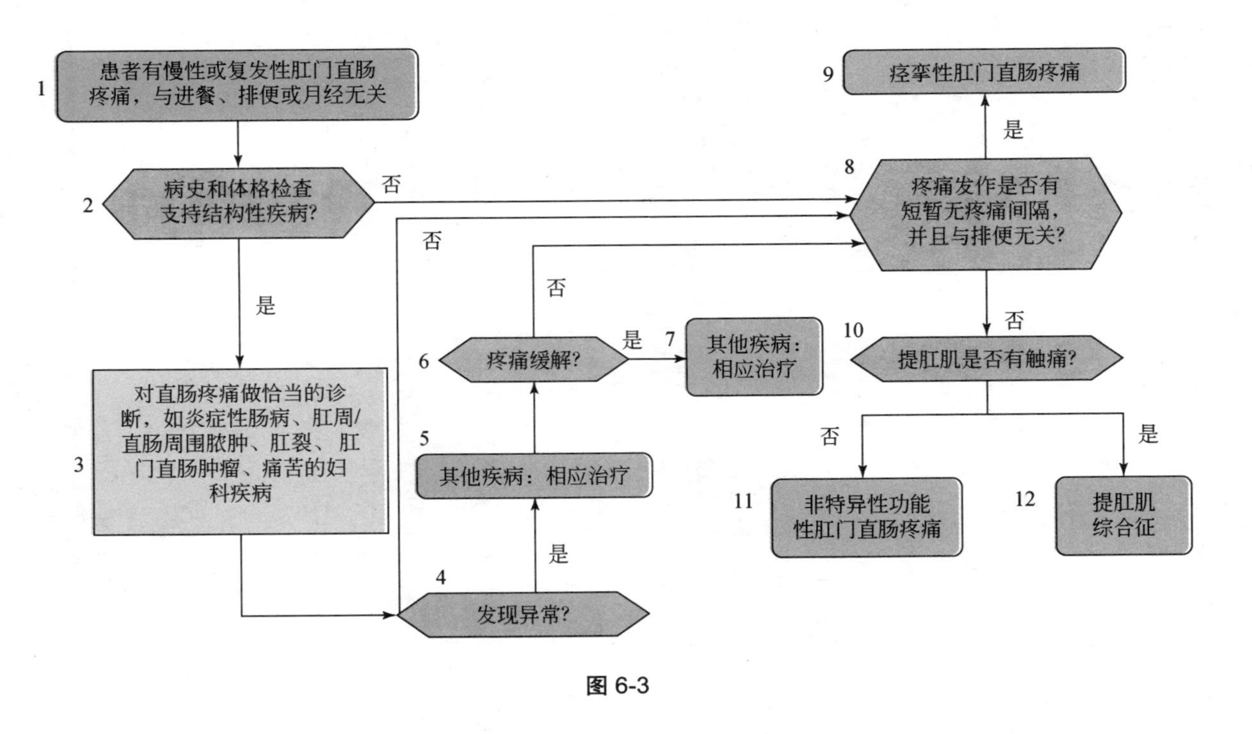
1
患者有慢性或复发性肛门直肠疼痛，与进餐、排便或月经无关
2
病史和体格检查支持结构性疾病?
是
否
3
对直肠疼痛做恰当的诊断，如炎症性肠病、肛周/直肠周围脓肿、肛裂、肛门直肠肿瘤、痛苦的妇科疾病
4
发现异常?
是
否
5
其他疾病：相应治疗
6
疼痛缓解?
是
否
7
其他疾病：相应治疗
8
疼痛发作是否有短暂无疼痛间隔，并且与排便无关?
是
否
9
痉挛性肛门直肠疼痛
10
提肛肌是否有触痛?
否
是
11
非特异性功能性肛门直肠疼痛
12
提肛肌综合征

图 6-3

图 6-3 注释

1. 持续至少6个月以上的疼痛才需要诊断功能性肛门直肠疼痛综合征。与排便、月经或进食相关的疼痛可排除功能性肛门直肠疼痛的诊断。

2, 3. 病史和体格检查应该识别报警征象和其他可以提示结构性疾病的特征，如严重的搏动性疼痛、前哨痔、瘘管开放、肛门狭窄、硬结及在指诊或轻轻分开臀缝时产生的肛门压痛[10]。

由炎症性肠病、肛周脓肿、肛裂和妇科引起疼痛的疾病等器质性疾病所产生的疼痛应当仔细考虑并行相关检查进行鉴别。如果疼痛与月经有关，且经期加重，可考虑子宫内膜异位症、功能性子宫出血或其他妇科病变，应该行盆腔检查、盆腔超声及骨盆超声和（或）转诊至妇科医生进行评估。

最小化的诊断性检查（在缺少报警征象的情况下）包括如下：CBC、ESR、生化检查、乙状结肠镜、超声或核磁肛周影像学检查。如果高度怀疑肛裂，应该考虑肛门镜检查。

4 ~ 7. 如果针对报警症状或体征，诊断性检查识别出异常（如存在另一种能解释肛门直肠疼痛疾病的证据），则针对治疗。如果针对其他疾病的治疗使疼痛缓解，也就排除了痉挛性肛门直肠疼痛或肛提肌综合征的诊断。如果治疗不能缓解疼痛，则转到框 8。但是，如果针对报警症状或体征的诊断性检查不能识别出异常，应继续评估痉挛性肛门直肠疼痛或肛提肌综合征（框 8）。

8. 病史的一个重要特征是疼痛是否是发作性的，伴随着无痛间歇期。

9. 痉挛性肛门直肠疼痛的患者会发生持续数秒钟至数分钟的短暂疼痛，发作间歇期无疼痛[42]。

10 ~ 12. 肛提肌综合征和非特异性功能性肛门直肠疼痛的患者常有慢性或复发性肛门直肠疼痛。如果复发，疼痛在发作期间可持续 30 分钟或更长时间。肛提肌综合征与非特异性功能性肛门直肠疼痛不同，前者常与耻骨直肠肌后牵引时的触痛有关。

症状报告行为的观察也很重要。这些行为包括对疼痛的语言及非语言表达、对强烈症状的急切报告、最小化社会心理因素的作用、要求诊断性检查甚至探查手术、关注症状的完全缓解、频繁寻求医疗保健、疏于自我管理和（或）要求使用麻醉镇痛药。

罗马Ⅳ痉挛性肛门直肠疼痛的*诊断标准** *必须包括以下所有条件*：

（1）反复发作的位于直肠部的疼痛，与排便无关

（2）发作持续数秒至数分钟，最长时间 30 分钟

（3）发作间歇期无肛门直肠疼痛

（4）排除其他原因导致的直肠疼痛，如炎症性肠病、肌间脓肿、肛裂、血

栓性痔、前列腺炎、尾骨痛和明显的盆底结构性改变
* 以研究为目的时，诊断前症状出现至少 6 个月，近 3 个月符合以上诊断标准

罗马Ⅳ肛提肌综合征（levator ani syndrome）的*诊断标准*[*] *必须包括以下所有条件*：
（1）慢性或复发性直肠疼痛或隐痛
（2）发作持续 30 分钟或更长时间
（3）向后牵拉耻骨直肠肌时有触痛
（4）排除其他原因导致的直肠疼痛，如炎症性肠病、肌间脓肿、肛裂、血栓性痔疮、前列腺炎、尾骨痛和明显的盆底结构性改变
* 诊断前症状出现至少 6 个月，近 3 个月符合以上诊断标准

罗马Ⅳ非特异性功能性肛门直肠疼痛（unspecified functional anorectal pain）的*诊断标准*[*]
符合肛提肌综合征的症状诊断标准，向后牵拉耻骨直肠肌时无触痛
* 诊断前症状出现至少 6 个月，近 3 个月符合以上诊断标准

确诊后可为患者制订治疗方案。一项随机对照试验表明，对于肛门直肠疼痛持续至少 20 分钟的患者，吸入沙丁胺醇（β 肾上腺素能受体激动剂）比安慰剂更有效地缩短疼痛发作的持续时间[43]。在一项 157 例肛提肌综合征患者的随机试验中，87% 接受生物反馈治疗的患者，直肠疼痛明显减轻，而接受电刺激和按摩的患者，疼痛减轻的比例分别为 45% 和 22%。这些症状改善可持续 1 年以上。盆底松弛受损和直肠球囊逼出试验可以预测对生物反馈治疗的反应。相反，在直肠指检时没有压痛的患者对这些治疗无反应。这些发现尚待进一步研究证实。如果生物反馈治疗效果不佳，可以考虑盆底直流电刺激治疗。在一项小型的前瞻性研究中，在对 12 例肛提肌综合征患者的治疗中，肉毒毒素注射并不优于安慰剂[44]。肛门直肠手术对功能性肛门直肠疼痛患者没有作用。

（杨　竞　译，彭丽华　校）

参考文献

1. Lewis SJ, Heaton KW. Stool form scale as a useful guide to intestinal transit time. Scand J Gastroenterol 1997;32:920–924.
2. Ratuapli S, Bharucha AE, Noelting J, et al. Phenotypic identification and classification of functional defecatory disorders using high resolution anorectal manometry. Gastroenterology 2013;144:314–322.
3. Wald A, Bharucha AE, Cosman BC, et al. ACG clinical guidelines: management of benign anorectal disorders. Am J Gastroenterol 2014;109:1141–1157.
4. Bharucha AE, Dunivan G, Goode PS, et al. Epidemiology, pathophysiology, and classification of fecal incontinence: state of the science summary for the National Institute of Diabetes and Digestive and Kidney Diseases （NIDDK） workshop. Am J Gastroenterol 2015;110:127–136.
5. Leigh RJ, Turnberg LA. Faecal incontinence: the unvoiced symptom. Lancet 1982;1:1349–1351.
6. Engel AF, Kamm MA, Bartram CI, et al. Relationship of symptoms in faecal incontinence to specific sphincter abnormalities. Int J Colorectal Dis 1995;10:152–155.
7. Chiarioni G, Scattolini C, Bonfante F, et al. Liquid stool incontinence with severe urgency: anorectal function and effective biofeedback treatment. Gut 1993;34:1576–1580.
8. Bharucha AE, Fletcher JG, Harper CM, et al. Relationship between symptoms and disordered continence mechanisms in women with idiopathic fecal incontinence. Gut 2005;54:546–555.
9. Grant SR, Salvati EP, Rubin RJ. Levator syndrome: an analysis of 316 cases. Dis Colon Rectum 1975;18:161–163.
10. Bharucha AE, Trabuco E. Functional and chronic anorectal and pelvic pain disorders. Gastroenterol Clin N Am 2008;37:685–696.
11. Chiarioni G, Salandini L, Whitehead WE. Biofeedback benefits only patients with outlet dysfunction, not patients with isolated slow transit constipation. Gastroenterology 2005;129:86–97.
12. Grimaud JC, Bouvier M, Naudy B, et al. Manometric and radiologic investigations and biofeedback treatment of chronic idiopathic anal pain. Dis Colon Rectum 1991;34:690–695.
13. Heymen S, Wexner SD, Gulledge AD. MMPI assessment of patients with functional bowel disorders. Dis Colon Rectum 1993;36:593–596.
14. Jameson JS, Chia YW, Kamm MA, et al. Effect of age, sex and parity on anorectal function. Br J Surg 1994;81:1689–1692.
15. Power AM, Talley NJ, Ford AC. Association between constipation and colorectal cancer: systematic review and meta-analysis of observational studies. Am J Gastroenterol 2013;108:894–903; quiz 904.
16. Lee TH, Bharucha AE. How to perform and interpret a high-resolution anorectal manometry test. J Neurogastroenterol Motil 2016;22:46–59.
17. Rao SS, Hatfield R, Soffer E, et al. Manometric tests of anorectal function in healthy adults. Am J Gastroenterol 1999;94:773–783.
18. Diamant NE, Kamm MA, Wald A, et al. AGA technical review on anorectal testing tech-

niques. Gastroenterology 1999;116:735–760.
19. Fox JC, Fletcher JG, Zinsmeister AR, et al. Effect of aging on anorectal and pelvic floor functions in females.[erratum appears in Dis Colon Rectum 2007 Mar;50（3）: 404]. Dis Colon Rectum 2006;49:1726–1735.
20. Grossi U, Carrington EV, Bharucha AE, et al. Diagnostic accuracy study of anorectal manometry for diagnosis of dyssynergic defecation. Gut 2016;65:447–455.
21. Rao SS, Azpiroz F, Diamant N, et al. Minimum standards of anorectal manometry. Neurogastroenterol Motil 2002;14:553–559.
22. Minguez M, Herreros B, Sanchiz V, et al. Predictive value of the balloon expulsion test for excluding the diagnosis of pelvic floor dyssynergia in constipation. Gastroenterology 2004;126:57–62.
23. Chiarioni G, Kim SM, Vantini I, et al. Validation of the balloon evacuation test: reproducibility and agreement with findings from anorectal manometry and electromyography. Clin Gastroenterol Hepatol 2014;12:2049–2054.
24. Chiarioni G, Pieramico O, Vantini I, et al. Utility of the balloon-evacuation test for identifying patients with dyssynergic defecation. Gastroenterology 2011;140:S-797.
25. Bharucha AE, Fletcher JG, Seide B, et al. Phenotypic variation in functional disorders of defecation. Gastroenterology 2005;128:1199–1210.
26. Halverson AL, Orkin BA. Which physiologic tests are useful in patients with constipation? Dis Colon Rectum 1998;41:735–739.
27. Metcalf AM, Phillips SF, Zinsmeister AR, et al. Simplified assessment of segmental colonic transit. Gastroenterology 1987;92:40–47.
28. Rao SS, Kuo B, McCallum RW, et al. Investigation of colonic and whole gut transit with wireless motility capsule and radioopaque markers in constipation. Clin Gastroenterol Hepatol 2009;7:537–544.
29. Camilleri M, Thorne NK, Ringel Y, et al. Wireless pH-motility capsule for colonic transit: prospective comparison with radiopaque markers in chronic constipation. Neurogastroenterol Motil 2010;22:874–882. e233.
30. Deiteren A, Camilleri M, Bharucha AE, et al. Performance characteristics of scintigraphic colon transit measurement in health and irritable bowel syndrome and relationship to bowel functions. Neurogastroenterol Motil 2010;22:415–423, e495.
31. Ravi K, Bharucha AE, Camilleri M, et al. Phenotypic variation of colonic motor functions in chronic constipation. Gastroenterology 2009;138:89–97.
32. Rao SSC, Sadeghi P, Beaty J, et al. Ambulatory 24-hour colonic manometry in slow-transit constipation. Am J Gastroenterol 2004;99:2405–2416.
33. Herve S, Savoye G, Behbahani A, et al. Results of 24h manometric recording of colonic motor activity with endoluminal instillation of bisacodyl in patients with severe chronic slow transit constipation. [see comment]. Neurogastroenterol Motil 2004;16:397–402.
34. Wald A. Clinical practice. Fecal incontinence in adults. N Engl J Med 2007;356: 1648–1655.
35. Whitehead WE, Rao SSC, Lowry A, et al. Treatment of fecal incontinence: state of the science summary for the National Institute of Diabetes and Digestive and Kidney Diseases workshop. Am J Gastroenterol 2015;110:127–136.

36. Bharucha A. Fecal incontinence. Gastroenterology 2003;124:1672–1685.
37. Tantiphlachiva K, Rao P, Attaluri A, et al. Digital rectal examination is a useful tool for identifying patients with dyssynergia. Clin Gastroenterol Hepatol 2010;8:955–960.
38. Bharucha AE, Rao SSC. An update on anorectal disorders for gastroenterologists. Gastroenterology 2014;146:37–45.e32.
39. Cazemier M, Terra MP, Stoker J, et al. Atrophy and defects detection of the external anal sphincter: comparison between three-dimensional anal endosonography and endoanal magnetic resonance imaging. Dis Colon Rectum 2006;49:20–27.
40. Prichard D, Harvey DM, Fletcher JG, et al. Relationship among anal sphincter injury, patulous anal canal, and anal pressures in patients with anorectal disorders. Clin Gastroenterol Hepatol 2015;13:1793–1800.
41. Bharucha AE, Daube J, Litchy W, et al. Anal sphincteric neurogenic injury in asymptomatic nulliparous women and fecal incontinence. Am J Physiol Gastrointest Liver Physiol 2012;303:G256–262.
42. Wald A, Bharucha AE, Rao SSC, et al. Functional anorectal disorders. In: Drossman DA (ed) Rome Ⅲ: the functional gastrointestinal disorders. McLean, VA: Degnon Associates, 2006;639–685.
43. Eckardt VF, Dodt O, Kanzler G, et al. Treatment of proctalgia fugax with salbutamol inhalation. Am J Gastroenterol 1996;91:686–689.
44. Rao SS, Paulson J, Mata M, et al. Effects of botulinum toxin on levator ani syndrome: a double blind, placebo controlled study. Aliment Pharmacol Ther 2009;29:985–991.

第七章

儿童功能性胃肠病：新生儿/婴幼儿

Samuel Nurko, MD
Marc A. Benninga, MD
Christophe Faure, MD
Paul E. Hyman, MD
Neil L. Schechter, MD
Ian St James-Roberts, PhD

儿童功能性胃肠病：婴儿 / 幼儿

婴幼儿功能性胃肠病（FGIDs）包括多种症状的各种组合，这些症状通常与年龄相关（0 ~ 4 岁），呈慢性或复发性，不能用结构或生化的异常来解释。儿童期的功能性症状有时是正常生长发育过程中的伴随现象（如婴儿反胃），或者是对内源性或外源性刺激不能适应的行为反应（如因排便疼痛导致的直肠内粪便潴留）。FGIDs 的临床表现随年龄变化，并取决于个体的生长发育阶段。当儿童能够口头表达疼痛后，以疼痛为主要表现的 FGIDs 才可能被诊断。

看护人对婴儿症状的关注阈值随着自身的经验、期望值、应对方式及对患儿疾病的认知程度不同而变化。因此，就诊行为与患儿的症状及家庭有意识或无意识的担心都有关系。医生既要做出诊断，又要考虑到该症状对患儿自身及其家庭的情绪和执行能力的影响，进而开始治疗。所以，治疗方案必须兼顾患儿及其家庭两方面。有效的治疗需要确保与患儿及看护人建立治疗同盟。治疗目标包括以下几方面：为看护人提供相关信息、保障和支持；避免不必要的检查；使患儿感到舒适和安心。

罗马Ⅳ标准致力于功能性胃肠病的症状相关分类的标准化。该诊断流程可以简化诊断过程，为疾病的早期识别提供指导，并提供一个阳性诊断的架构（而不是排除性诊断）。这项工作的目标是为了避免一些不必要的检查，这些检查可能是有创的、昂贵的、副作用不明确的。关于 6 月龄以上儿童周期性呕吐和便秘的诊断流程见儿童 / 青少年疾病章节。

病例 7-1　反胃

病史

一名 4 月龄女婴因“每日呕吐 6 ～ 7 次”就诊于儿科医生（图 7-1，框 1）。该患儿为配方奶喂养。详细询问病史后可知，患儿不费力地反流胃内容物，该症状反复发作（框 2），无其他异常表现，体格检查及生长曲线均正常（框 3），无报警征象（框 3）。因此，不需要进一步检查（框 4）。患儿无烦躁、拱背或不适以支持胃食管反流病（GERD）的可能性（框 7）。根据患儿症状，诊断为婴儿反胃（框 11）。

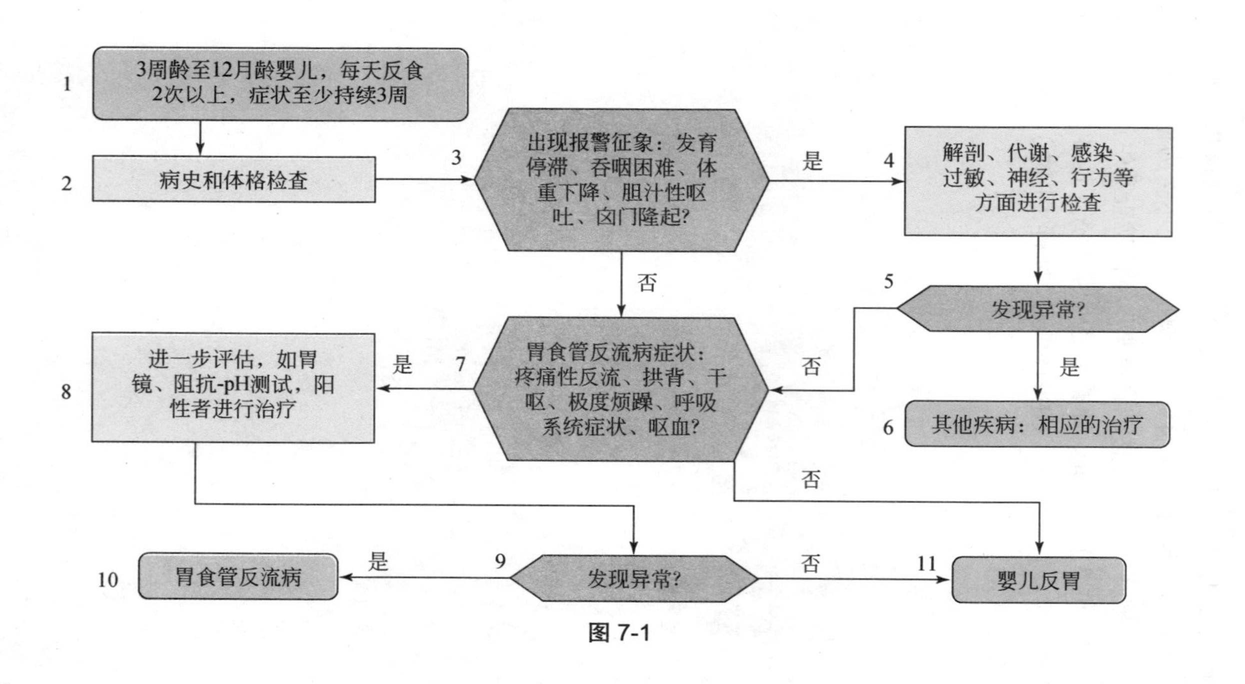
1
3周龄至12月龄婴儿，每天反食2次以上，症状至少持续3周
2
病史和体格检查
3
出现报警征象：发育停滞、吞咽困难、体重下降、胆汁性呕吐、囟门隆起?
是
4
解剖、代谢、感染、过敏、神经、行为等方面进行检查
5
发现异常?
是
6
其他疾病：相应的治疗
否
否
7
胃食管反流病症状：疼痛性反流、拱背、干呕、极度烦躁、呼吸系统症状、呕血?
是
8
进一步评估，如胃镜、阻抗-pH测试，阳性者进行治疗
否
9
发现异常?
是
10
胃食管反流病
否
11
婴儿反胃

图 7-1

图 7-1　注释

1. 胃内容物反流至食管、口腔或鼻腔在婴儿期很常见，该症状在健康婴儿行为的预期范围内。婴儿反胃是生后第 1 年最常见的功能性胃肠病症状[1]。
2. 病史采集和体格检查对解决问题很有必要[2]。区分呕吐和反胃很重要，因为家长的主诉未必是确切的。呕吐是一种中枢神经反射，在自主神经和骨骼肌的共同作用下，通过小肠、胃、食管和膈肌的协同运动，使胃内容物由口腔喷出[2]。详细的饮食史对于确定是否存在过度喂养或是否对牛奶蛋白过敏或不耐受都是必需的。此外，确定患儿是否消耗足够多的热量或是否有其他伴随症状也是需要考虑的重要因素。
3. 病史采集、体格检查和仔细确定是否存在报警征象是很重要的，因为可以为诊断消化道外疾病提供证据，包括大量的代谢性、感染性和神经系统方面的疾病也与呕吐相关。早产、发育迟缓及咽部、胸部、肺、中枢神经系统、心脏或消化道的先天异常被认为是胃食管反流病的危险因素[2]；还包括生长问题，胆汁性呕吐，神经系统查体异常，吞咽困难，肝脾大，与家长交流困难等。
4. 根据表现出的报警征象，有必要进行进一步检查[2,3]。检查应围绕所怀疑的诊断进行。如果怀疑存在解剖学问题，可以进行上消化道造影检查以明确其解剖形态，排除旋转不良等畸形。如果存在吞咽困难，可以行改良钡餐检查。如果家族有明确的过敏史，或者大便隐血阳性，需要考虑潜在的食物过敏或不耐受。在纯母乳喂养的婴儿中尤其要考虑到对母亲摄入的蛋白发生反应导致食物过敏的可能性。如果考虑代谢紊乱，需要检测电解质和肝功能。为排除神经系统问题，有必要进行详细的神经系统查体和头颅磁共振成像（MRI）检查。此外，也要考虑先天性感染及尿路感染。[2] 最后，需要仔细评估家长和婴儿的交流。

5, 6. 报警征象存在的情况下，检查发现一个特定的异常，需要针对性地治疗。在有很强的食物过敏家族史或出现顽固性过敏时，需要考虑牛奶蛋白过敏。换用水解蛋白配方奶可作为一种治疗试验[2]。对于纯母乳喂养的婴儿，有必要排除母亲食物中的牛奶蛋白和其他蛋白。

7. 如果有报警征象的婴儿诊断性检查是阴性的（框 5）或者患儿没有报警征象（框 3）时，要评估是否存在胃食管反流病（GERD）[4-6]。需要额外检查消化道出血的证据。传统上被认为与反流相关的症状包括明显的易激惹、拱背、进食困难。最近的研究应用阻抗 -pH 监测证实这些症状与胃食管反流的出现缺乏关联。此外，对于易激惹婴儿进行的多中心随机试验显示 PPI 与安慰剂在控制这些症状上并无差异[4,7]。
8. 如果考虑 GERD，推荐饮食调整，对于有严重症状和过敏的患儿在进行更多的诊断性检查之前去除牛奶蛋白。如果在更换配方奶或对于纯母乳喂养的婴儿去除其母亲饮食中的牛奶蛋白之后症状持续存在的，应考虑GERD。有必要让小儿消化科医生进行进一步评估。评估包括上消化道内镜和活检（以评估食管损伤的存在或过敏的状况）及阻抗 -pH 监测（以评价病理性胃食管反流的存在和提供与症状的关系）[2]。有指征进行短期经验性 PPI 治疗。

9. 如果应用多通道食管腔内阻抗 -pH 监测（pH-MII）或病理诊断食管炎，观察到病理性反流的证据，患儿可诊断 GERD。
10. 应开始应用 PPI 对 GERD 进行恰当的治疗。
11. 如果没有报警征象或有报警征象而诊断性评估均阴性的患儿不应考虑GERD。如果 3 周至 12 月龄的婴儿，反胃每日 2 次或更多，持续至少 3 周，可诊断为婴儿反胃。

病例 7-2 腹绞痛

病史

父母因为担心 4 周龄大的女儿长时间哭闹而就诊（图 7-2，框 1）。患儿从出生 10 天时开始出现哭闹症状，每周都会哭闹数天，夜间加重。详细询问病史（框 2），父母反映患儿通常每天哭 3 个小时。患儿母乳喂养，喂养量可，体重增长正常。体格检查表明她是一个正常、健康的婴儿，体重与其性别和年龄相符。患儿偶有吐奶，无持续的呕吐、腹泻、便秘、反流病史，无其他报警征象，如高声哭闹、发育停滞，无偏头痛家族史（框 3）。父母轮流看护患儿，发现抱起轻轻摇动可缓解患儿哭闹症状，但大多数晚上只能缓解几个小时，不能预防哭闹复发。家长咨询了家人和朋友、上网查询，并尝试了各种方法，效果不明显。其听说过"腹绞痛"，但不明白这个术语是什么意思。父母二人都身体健康，平素不服用药物，也无焦虑、抑郁或精神疾病的病史。婴儿被诊断为腹绞痛（框 7）。

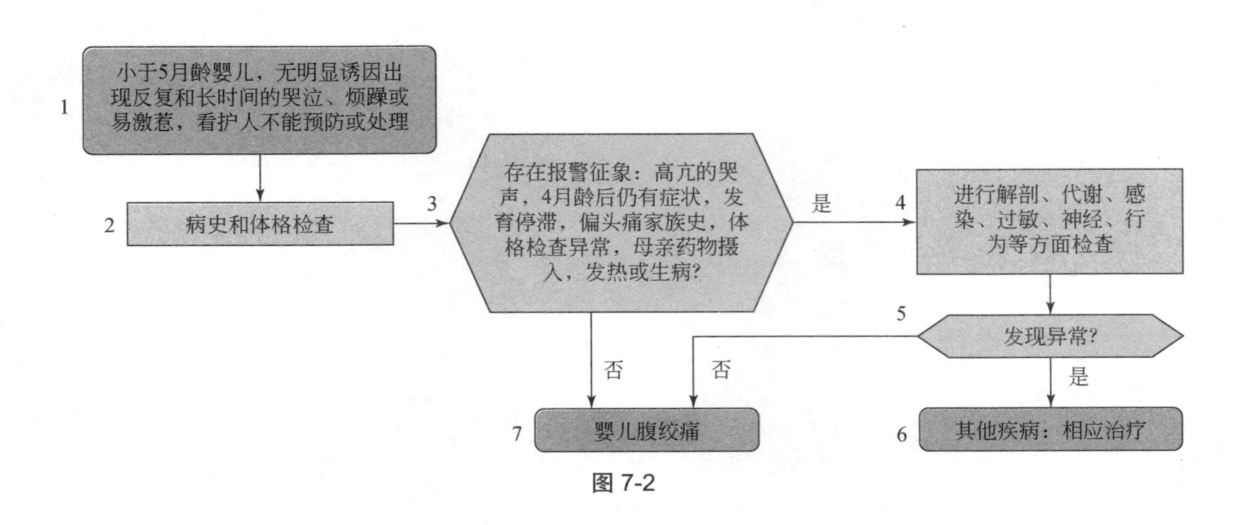

1
小于5月龄婴儿，无明显诱因出现反复和长时间的哭泣、烦躁或易激惹，看护人不能预防或处理
2
病史和体格检查
3
存在报警征象：高亢的哭声，4月龄后仍有症状，发育停滞，偏头痛家族史，体格检查异常，母亲药物摄入，发热或生病?
是
4
进行解剖、代谢、感染、过敏、神经、行为等方面检查
5
发现异常?
是
6
其他疾病：相应治疗
否
否
7
婴儿腹绞痛

图 7-2

图 7-2　注释

1. 婴儿腹绞痛被定义为在 1 ～ 4 月龄的婴儿中出现的行为综合征，包括长时间哭闹、难以安抚等行为[8]。
2. 为排除可能引起啼哭的疾病，病史采集和体格检查是必要的[9,10]（框 2）。绝大多数腹绞痛病例都处于健康婴儿正常发育“啼哭曲线”的上限，并且没有证据表明这些病例中的啼哭是由患儿腹部或身体其他部分的疼痛造成的[11]。以行为日记和调查表的形式来评估哭闹，结合探讨正常婴儿的啼哭模式（包括夜间哭闹高峰），能提高可信度，提供有用的信息。在≥ 90% 的病例中，这些步骤能使家长感受到临床医生很重视他们关注的问题，并且他们的孩子没有太大问题。持续观察婴儿并且安排后续的复诊以保证好的转归，这样做也能使家长安心。
3. 报警征象包括体重增长困难、体格检查异常、高调的啼哭、婴儿年龄＞5 个月、母亲有药物滥用史、父母严重的焦虑、母亲有抑郁症[9,10]。当发现这些报警征象（框 3），则需做进一步评估（框 4）。
4. 一项来自加拿大儿童医院的研究分析了 1 年内因哭闹、躁动、腹绞痛、尖叫或易激惹而来医院就诊的不伴有发热症状的婴儿，其中只有 5.1%（12/237）被发现有严重的潜在器质性病变[12]。大多数患儿在体格检查中表现出明显的不适，建议行尿路感染相关检查。需要根据怀疑的诊断来进行相应的检查。针对疑似病例，需要进行实验室检查以排除代谢异常可能，包括血常规、电解质、肝功能检查。亦需要排除感染，特别是尿路感染。一套全面的神经系统评估是必要的，如果有异常，进一步行脑部影像学检查。有证据表明，食物不耐受，特别是牛奶不耐受，会导致这一年龄段婴儿的哭闹。但现阶段仍缺少合适的检查手段来区分这些病例。还需仔细评估患儿父母是否有严重痛苦或抑郁，确定母亲怀孕时的用药史。

5, 6. 异常的生化指标表明可能存在先天的代谢性疾病、遗传性疾病或有先天性感染。尿路感染在婴儿可能无发热症状。如果有尿路感染时，需要使用抗生素治疗，并进行进一步检查以排除尿路解剖结构异常。如检测到神经系统异常，神经内、外科干预是必要的。神经系统受损的患儿可能表现为异常的哭声，如猫叫综合征的高亢的猫叫样哭声。严重痛苦和抑郁的父母可能需要给予积极的心理支持。另外如果孕妇怀孕期间有用药史，需要考虑药物戒断反应，可予以婴儿适当的治疗。

7. 如果不存在报警征象，或者有报警征象的婴儿在进行了框 4 和框 5 所描述的相关评估后没有发现异常，那么符合下列特点的婴儿可以被诊断为腹绞痛：＜ 5 月龄婴儿，无明显诱因出现反复和长时间的哭泣、烦躁，看护人的安抚不能缓解。饮食改变可能是一种有效的治疗方法。

对于配方奶喂养的婴儿，可以和家长讨论尝试一段时间的完全水解奶粉[13,14]。尽管没有确切的因果关系，但这种方法证明是有效的，且可以为家长提供确切的干预方案。该方法如果实施，需要临床医生仔细的监控。

对于母乳喂养的婴儿[14,15]，一些研究者建议进行一段时间的治疗性试验，去除母亲饮食中含有牛奶的食物。然而，从母亲饮食中去除乳制品是有挑战性的，没有数据表明有多少母亲会遵从。需要告知家长该试验的花费和收益。持续母乳喂养的收益比转变为配方奶喂养的任何可能收益要大。许多出生时对牛奶敏感的婴儿可以在 9 ~ 12 月龄时耐受牛奶蛋白，另外一些婴儿需要在 2 ~ 3 岁时才能耐受[14,15]。应该定期对这些婴儿进行评估直至他们对牛奶产生耐受。

有证据表明，对反流的治疗并不能减少婴儿哭闹。没有证据显示 PPI 或 H_2 受体拮抗剂治疗能使患有腹绞痛的健康婴儿获益[4]。

父母的脆弱性，包括抑郁和社交隔离也需要被考虑到。需要采取措施以保证他们可以得到相关支持。哭闹可能引发婴儿摇晃综合征或其他形式的虐待和疏忽，所以需要考虑相关安全措施并采取行动，包括必要时联络社会和健康机构。一些提供信息和支持的项目可以帮助父母成功应对困难，减少儿童的危险。

病例 7-3　慢性腹泻

病史

一名 14 月龄的男孩，因近 10 周每天 4 ～ 6 次稀便就诊于儿科，粪便中有时含有未消化的食物残渣（图 7-3，框 1）。详细询问病史得知，该幼儿大便次数多且量大，无其他临床症状，而且无乳糜泻和囊性纤维化的家族史。该患儿已经加了含麸质的固体食物。体格检查、生长曲线均正常（框 2），无报警征象（框 3），因此未进行进一步的检查（框 7）。在父母的关心下，减少果糖（果汁）的摄入后症状改善（框 5）。根据以上症状，该患儿被诊断为功能性腹泻（框 6）。

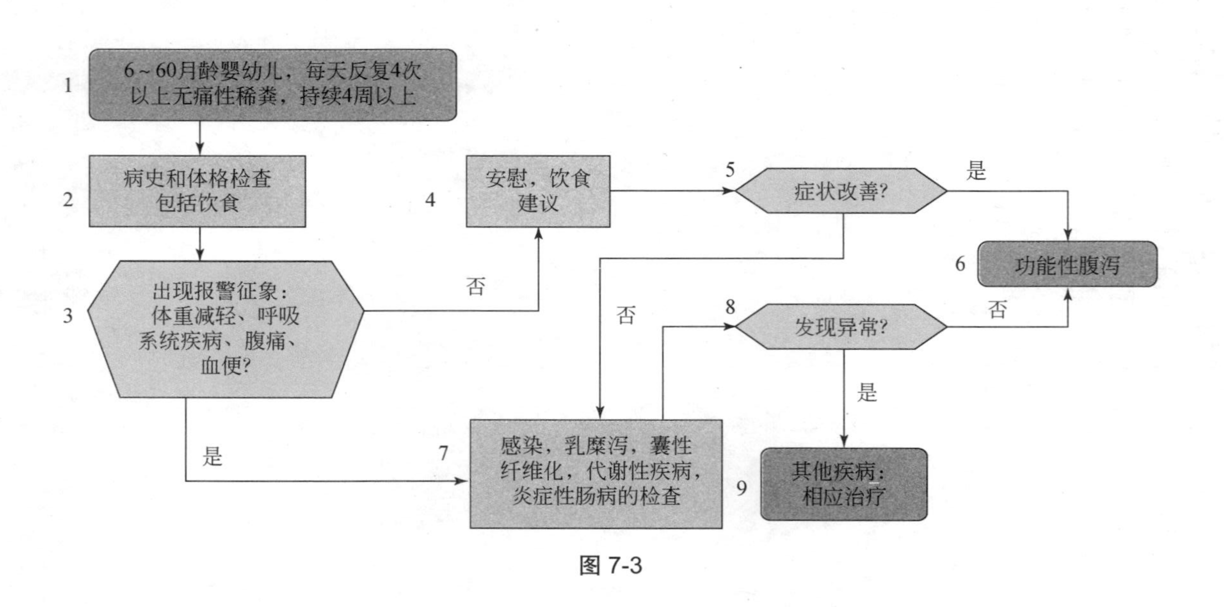
1
6～60月龄婴幼儿，每天反复4次以上无痛性稀粪，持续4周以上
2
病史和体格检查包括饮食
3
出现报警征象：体重减轻、呼吸系统疾病、腹痛、血便？
否
4
安慰，饮食建议
5
症状改善？
是
6
功能性腹泻
否
是
7
感染，乳糜泻，囊性纤维化，代谢性疾病，炎症性肠病的检查
8
发现异常？
否
是
9
其他疾病：相应治疗

图 7-3

图 7-3　注释

1. 在其他方面都健康的儿童中，功能性腹泻是其慢性腹泻的主要原因[1]。功能性腹泻被定义为在婴儿期或者学龄前期开始发病，每天反复 4 次以上无痛性稀粪，持续 4 周以上。如果饮食有足够的热量，该病不会导致发育停滞。
2. 病史和体格检查对理解这个疾病很重要。据报道，功能性腹泻的患儿常表现为睡眠中排含有未消化食物残渣的粪便。在白天排便时，大便中的固体物质会减少。详细的饮食史（如食物的种类和果糖的摄入量，包括果汁）和其他相关症状的确认都是必要的[16,17]。
3. 在出现报警征象时，谨慎判定很重要。报警征象包括生长异常、呼吸系统疾病、血便和腹痛，这些可能是潜在的疾病病理过程的信号。
4. 如果没有报警征象，下一步就是给家长提供病情说明和饮食建议。控制果糖的摄入通常是很有效的[16, 17]。很多家庭很乐意接受有效的保证。值得注意的是，功能性腹泻的发病率可能与剔除饮食方法使用不当引起的热量不足有关，这一点没有被确认。如果患儿饮食调整以后症状没有改善，那么就需要进一步的检查，如框 7 所列。

5, 6. 如果通过安慰和饮食调节症状得到改善，且没有报警征象，6 ~ 60 月龄的婴幼儿每天反复无痛性不成形稀粪 4 次以上，持续 4 周以上，可诊断为功能性腹泻。

7. 另一方面，如果有报警征象（框 3），如体重减轻、呼吸系统疾病、血便，或者无报警征象的患儿通过饮食调节症状未能改善（框 4），则需进一步检查（框 7）。检查应根据所怀疑的诊断有针对性地进行，乳糜泻患者应当检查抗组织转谷氨酰胺酶 IgA 和总 IgA；炎症和过敏相关的检测应当根据报警征象进行。如果出现反复发作的呼吸道症状，可通过汗液分析来筛查囊性纤维化。

8, 9. 在出现报警征象情况下的诊断性评估，可以检测到明确的异常，需要特定的治疗，如剔除饮食或者其他特定的药物。如果没有发现异常，则可诊断为功能性腹泻（框 6）。如果没有报警征象，6 ~ 60 月龄的婴幼儿反复无痛性不成形稀粪每天 4 次以上，持续 4 周以上，可诊断为功能性腹泻。

病例 7-4　小于 6 月龄的婴儿慢性便秘

病史

一名 4 月龄的男婴因为排便次数少并且疼痛就诊于儿科医生（图 7-4，框 2）。在详细询问病史之后发现该患儿在过去的 5 周内每周排便 2 次。在排便时大哭，直至排出干硬的粪便后才停止（框 2）。患儿的胎便在出生后 48 小时内排出，并且没有发育停滞、血便、脊髓凹陷或毛发附着等可疑先天性巨结肠的症状，亦没有解剖学异常（框 2）。患儿没有其他的问题，体格检查和生长曲线都正常（框 2），没有其他的报警征象（框 3），因此不需要更进一步的检查（框 4）。患儿 2 月龄大时母亲停止哺乳（框 7），现在为配方奶喂养。基于患儿症状，考虑诊断为功能性便秘。

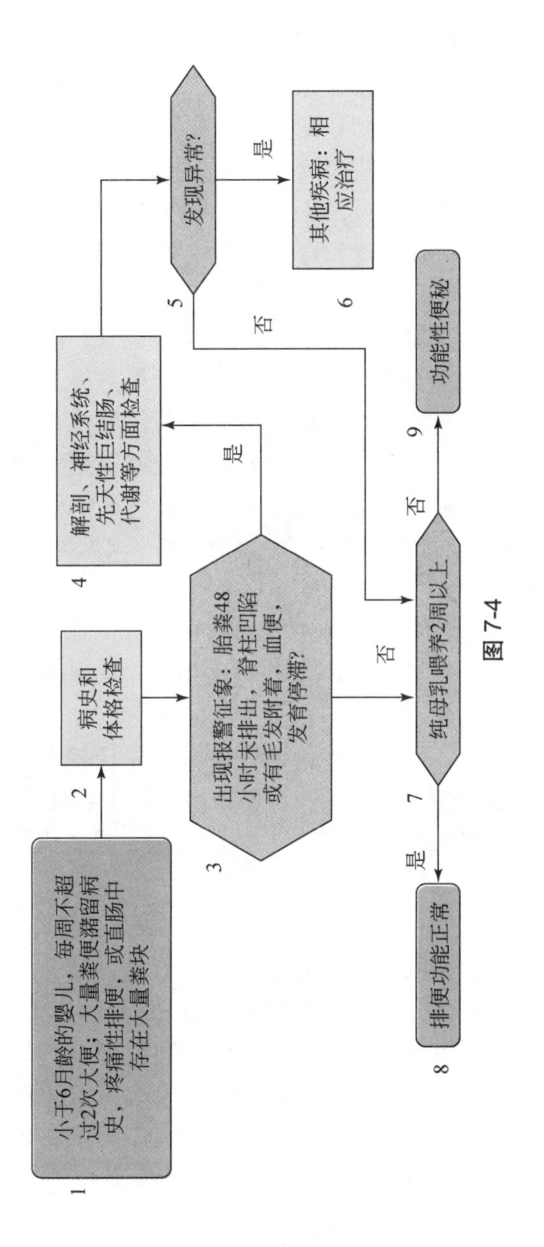

1
小于6月龄的婴儿，每周不超过2次大便；大量粪便潴留病史，疼痛性排便，或直肠中存在大量粪块
2
病史和体格检查
3
出现报警征象：胎粪48小时未排出，脊柱凹陷或有毛发附着，血便，发育停滞?
是
4
解剖、神经系统、先天性巨结肠、代谢等方面检查
5
发现异常?
是
6
其他疾病：相应治疗
否
否
7
纯母乳喂养2周以上
是
8
排便功能正常
否
9
功能性便秘

图 7-4

图 7-4　注释

1. 功能性便秘是儿科人群中最常见的功能性胃肠病之一[18,19]。婴儿和幼儿的便秘定义为排便频次减少和（或）排便时疼痛，且有粪便滞留的证据，在直肠中出现较大的粪块。
2. 为明确诊断，病史和体格检查是必要的。大约 10% 的纯母乳喂养婴儿排便次数较少，并且无其他症状，所以不需要导泻治疗（框 7）[19]。必须详细询问婴儿饮食史，因为在一些病例中，婴儿便秘与牛奶过敏有关。
3. 如果有报警征象，则需慎重诊断。这些报警征象包括胎粪排出延迟、发育障碍、呕吐、神经检查异常、脊柱凹陷或有毛发附着。胎粪在出生 48 小时后才排出提示先天性巨结肠病可能[19]。
4. 基于表现出的报警征象，有必要做进一步的检查。需根据怀疑的诊断进行针对性的检查。如果有胎粪排出延迟并且怀疑有先天性巨结肠，则需行直肠抽吸活检来寻找神经节细胞。此外，需行汗液分析来排除囊性纤维化。如果怀疑有器质性疾病，需行脊髓超声检查来明确解剖结构，排除隐性脊柱裂等畸形。在一些有明确过敏家族史或者大便隐血试验阳性的病例中，需考虑患儿是否有过敏。如果考虑代谢异常，则需行电解质化验和甲状腺功能检查。

5, 6. 如果在针对报警征象的检查中发现特定异常，则需进行治疗。在先天性巨结肠的病例中，需转诊至小儿外科医生[19]。在囊性纤维化的病例中，需由小儿呼吸科医生和小儿消化科医生共同治疗。在有很强的过敏家族史或难治的过敏病例中，需考虑牛奶蛋白过敏，并且改为水解蛋白配方奶粉可作为一种试验性治疗[20]。如果针对器质性病变的检查为阴性，并且患儿在便秘期间为纯母乳喂养，那么考虑排便次数少是正常的（框 8），但仍需严密随访。

7, 8. 认识到纯母乳喂养的婴儿排便次数少很重要。因此，一个纯母乳喂养 2 周以上且排便次数少的婴儿，若没有报警征象，则考虑其肠道功能正常，并且需严密随访是否出现支持先天性巨结肠及其他疾病的症状。

9. 如果小于 6 月龄的*非纯母乳喂养的婴儿，排便次数少于 3 次 / 周，排便疼痛，体格检查中发现直肠存留较大粪块，并且没有报警征象，则可诊断为功能性便秘。若婴儿有报警征象，但相关检查评估为阴性，也可以做出该诊断。

* 大于 6 月龄的婴儿和幼儿便秘的诊断流程见儿童 / 青少年疾病章节。

（李中原　译，杨　竞　校）

参考文献

1. Van Tilburg MA, Hyman PE, Rouster A, et al. Prevalence of functional gastrointestinal disorders in infants and toddlers. J Pediatr 2015;166:684–689.
2. Vandenplas Y, Rudolph CD, Di Lorenzo C, et al. Pediatric gastroesophageal reflux clinical practice guidelines: joint recommendations of the North American Society for Pediatric Gastroenterology, Hepatology, and Nutrition （NASPGHAN） and the European Society for Pediatric Gastroenterology, Hepatology, and Nutrition （ ESPGHAN）. J Pediatr Gastroenterol Nutr 2009;49:498–547.
3. Sherman PM, Hassall E, Fagundes-Neto U, et al. A global, evidence-based consensus on the definition of gastroesophageal reflux disease in the pediatric population. Am J Gastroenterol 2009;104:1278–1295.
4. Orenstein SR, Hassall E, Furmaga-Jablonska W, et al. Multicenter, double-blind, randomized, placebo-controlled trial assessing the efficacy and safety of proton pump inhibitor lansoprazole in infants with symptoms of gastroesophageal reflux disease. J Pediatr 2009;154:514–520, e4.
5. Orenstein SR, Shalaby TM, Cohn JF. Reflux symptoms in 100 normal infants: diagnostic validity of the infant gastroesophageal reflux questionnaire. Clin Pediatr （Phila） 1996;35:607–614.
6. Kleinman L, Rothman M, Strauss R, et al. The infant gastroesophageal reflux questionnaire revised: development and validation as an evaluative instrument. Clin Gastroenterol Hepatol 2006;4:588–596.
7. Rosen R. Gastroesophageal reflux in infants: more than just a pHenomenon. JAMA Pediatr 2014;168:83–89.
8. Treem WR. Infant colic, a pediatric gastroenterologist's perspective. Ped Clin N Am 1994;41:1121–1138.
9. Barr RG, St James-Roberts I, Keefe MR （eds）. New evidence on unexplained early infant crying: its origins, nature and management. Skillman: Johnson & Johnson Pediatric Institute, 2001.
10. Gormally S. Clinical clues to organic etiologies in infants with colic. In: Barr RG, St James-Roberts I, Keefe MR （eds）. New evidence on unexplained early infant crying: its origins, nature and management. Skillman: Johnson & Johnson Pediatric Institute, 2001:133–148.
11. St James-Roberts I. The origins, prevention and treatment of infant crying and sleeping problems: an evidence-based guide for healthcare professionals and the families they support. London & New York: Routledge, 2012.
12. Freedman SB, Al-Harthy N, Thull-Freedman J. The crying infant: diagnostic testing and frequency of serious underlying disease. Pediatrics 2009;123:841–848.
13. Treem WR. Assessing crying complaint: the interaction with gastroesophageal reflux and cow's milk protein intolerance. In: Barr RG, St James-Roberts I, Keefe MR （eds）. New evidence on unexplained early infant crying: its origins, nature and management. Skillman: Johnson & Johnson Pediatric Institute, 2001:165–177.
14. Heine RG. Cow's-milk allergy and lactose malabsorption in infants with colic. J Pediatr Gastroenterol Nutr 2013;57:S25–S27.

15. Heine RG. Gastrointestinal food allergy and intolerance in infants and young children. J Pediatr Gastroenterol Nutr 2013;57:S38–S41.
16. Hoekstra JH, van den Aker JH, Hartemink R, et al. Fruit juice malabsorption: not only fructose. Acta Paediatr 1995;84:1241–1244.
17. Lifshitz F, Ament ME, Kleinman RE, et al. Role of juice carbohydrate malabsorption in chronic nonspecific diarrhea in children. J Pediatr 1992;120:825–829.
18. Burgers R, Levin AD, Di Lorenzo C, et al. Functional defecation disorders in children: comparing the Rome Ⅱ with the Rome Ⅲ criteria. J Pediatr 2012;161:615–620. e1.
19. Tabbers MM, DiLorenzo C, Berger MY, et al. Evaluation and treatment of functional constipation in infants and children: evidence-based recommendations from ESPGHAN and NASPGHAN. J Pediatr Gastroenterol Nutr 2014;58:258–274.
20. Iacono G, Cavataio F, Montalto G, et al. Intolerance of cow's milk and chronic constipation in children. N Engl J Med 1998;339:1100–1104.

第八章

儿童功能性胃肠病：儿童 / 青少年

Carlo Di Lorenzo, MD
Jeffrey S. Hyams, MD
Miguel Saps, MD
Robert J. Shulman, MD
Annamaria Staiano, MD
Miranda A.L. van Tilburg, PhD

儿童功能性胃肠病（儿童/青少年）

功能性胃肠病（FGIDs）通常经普通儿科医生和小儿消化科医生评估。FGIDs严重影响患儿及家庭的生活质量[1]，同时也带来沉重的经济负担[2]。呕吐、疼痛及腹泻这些慢性症状常常让人想到癌症和炎症性肠病。简单的一句"没什么大事"并不能减轻家长的恐惧。因此，为了减少医疗资源的浪费和功能性疾病的过度医疗，急需针对FGIDs的诊疗共识。FGIDs诊断基于精确和完整的药物、社会、饮食病史及全面的查体。医生需发现激发症状或引起孩子患病的主要社会心理因素[3]。这类事件可能并不能在第一次就诊时就被发现，而往往是在与就诊家庭建立起信任关系后才被暴露出来。

罗马诊断标准根据主要症状将儿童FGIDs分为3个亚型：恶心和呕吐病、腹痛病和排便障碍。本章节介绍5种主要的儿童FGIDs：周期性呕吐综合征（CVS）、功能性消化不良（FD）、肠易激综合征（IBS）、功能性便秘（FC）、非潴留性大便失禁（NFI）。读者会注意到每种FGID都是在恰当的医疗评估后基于症状和附加说明做出的定义，这些症状不支持另一种疾病。临床经验和共识来指导每种医疗评估的范围和适宜度。

周期性呕吐综合征

周期性呕吐综合征（CVS）在所有儿科FGIDs中可能是最具戏剧性和破坏性的疾病。通常没有一点提示，孩子在夜里或凌晨醒来，剧烈恶心呕吐数小时至数日，停止所有的活动，频繁接受内科医生诊治和评估或去急诊进行支持治疗[4]。发病的高峰年龄在学龄早期，可以出现的更早并持续至青少年。CVS的诊断要点是固定模式（每次发病都很相似），并且发作间隔数周或数月，发作间歇期可恢复至基线健康状态。此类患儿常有偏头痛家族史，长大后可能会转变为经典的偏头痛，伴随呕吐发作的减少。情绪悲伤和提前发作的焦虑是发病的重要诱发因素。然而，几种严重的疾病也可以表现得类似CVS。如果出现剧烈腹痛伴胆汁性呕吐，建议行上消化道造影以排除肠旋转不良。症状早发的患儿有潜在神经代谢性疾病的可能性更高，尤其是先前因某种间发的疾病而中断经口饮食者。在静脉水化之前，有针对性地检查血糖、电解质、乳酸、氨、氨基酸、尿有机酸、血浆肉毒碱和酰基肉毒碱对患者有帮助。

功能性消化不良

功能性消化不良（FD）在青少年中很常见，而且常发生于学龄期[5]。非消化科医生通常不能很好理解FD的概念，可能是因为相关症状的非特异性。

一开始容易被诊断为溃疡病和胃食管反流病。罗马诊断标准特别提到关键的症状（餐后饱胀、早饱感、上腹部疼痛或烧灼感），并用其分型，便于餐后不适综合征和上腹痛综合征这两种 FD 亚型的鉴别。由于症状的非特异性，更需要细致的评判。不过如果缺乏报警征象如吞咽困难、体重减轻、呕吐或呕血，有潜在其他严重疾病的可能性不大。发病前常有急性胃肠道症状疾病发生，特别要注意识别心理社会压力的存在。虽然在成人 FD 的诊断中需要阴性的上消化道内镜结果来帮助诊断，在儿童 FD 中则不需要。

肠易激综合征

肠易激综合征（IBS）影响 10% ~ 15% 学龄期儿童及青少年[6]。按照定义，IBS 腹痛与排便相关，或与排便频率的改变或是粪便性状的改变相关。小儿 IBS 的亚型与成人 IBS 相似，便秘型 IBS（IBS-C）最为常见，其次是混合型 IBS（IBS-M）和腹泻型 IBS（IBS-D）。虽然不是普遍性的，但很多儿科患者之前有感染性胃肠炎或其他胃肠道炎症性疾病的病史、早期伤害性事件、IBS 或者慢性疼痛的家族史、抑郁、焦虑、应对技巧欠佳和家庭压力。继发性获益可能使症状长期存在。IBS 症状千变万化，对日常生活有潜在影响，当症状严重时，需要大量的鉴别诊断，通常需要最少化的医疗评估，包括全血细胞计数（贫血）、红细胞沉降率或 C 反应蛋白（炎症）、抗 tTG IgA 和全血清 IgA（乳糜泻）及粪钙卫蛋白（黏膜炎症）。IBS 可能与其他 FGIDs（如 FD）或特异性疾病（如炎症性肠病）同时存在。特异性诱因的发现可有选择性地对患者进行认知行为治疗的干预。医生需向患儿及家属强调，虽然 IBS 十分常见，且症状可以很严重，但它可以通过分级干预（饮食、咨询、药物）进行治疗，需要树立对症状缓解的现实的期望。

功能性便秘

功能性便秘（FC）是指排便次数减少，排干硬粪便时有疼痛。虽然很多疾病可以出现便秘症状，但大多数便秘的患儿还是功能性的。在大部分病例中，FC 是一个基于典型病史和查体的临床诊断[7]。可能增加 FC 风险的因素包括缺乏纤维素的饮食、阳性家族史、肥胖和缺少体育活动。痛性排便后的克制排便会造成粪便潴留的恶性循环，并且愈演愈烈。粪便潴留会引起溢出性的大便失禁，而这常常会被误认为是腹泻。一旦腹痛伴随便秘发生，医生常会诊断为便秘型 IBS（IBS-C）。但目前罗马诊断标准认为当患者便秘得到有效治疗后腹痛可以完全缓解的，应该诊断为 FC 而非 IBS-C。

非潴留性大便失禁

非潴留性大便失禁（NFI）是指反复地将粪便排在不恰当的公共场所，患儿年龄至少 4 岁，且已经成功进行如厕训练。NFI 可给患儿和家庭带来情感上的严重打击。NFI 诊断基于病史和体格检查，很少依靠影像学诊断，NFI 需要与粪便潴留引起的继发性大便失禁相鉴别。NFI 可能是学龄期儿童情感障碍的一种表现，是由无意识的愤怒触发的一种冲动行为。NFI 在自闭症患儿中更常见，也可能是儿童期遭受性虐待的一种后果。NFI 患儿的大便通常粗细正常，克制排便和夜间弄污内裤并不常见。由于没有粪便潴留的大便失禁也可能在一些器质性疾病中发生，如结肠炎、肛门直肠畸形或者脊柱缺陷，细致的体格检查特别是肛周区域和腰部的检查是必不可少的。

病例 8-1　反复发作性恶心呕吐

病史

家长带着 12 岁的孩子前来急诊就诊，患儿反复恶心、非胆汁性呕吐伴嗜睡。1 年前第一次发病，从那以后每 3 个月有 4 次发病，大概都在凌晨 3 时，发病情况完全相同。每次发病前都会沉默寡言、面色苍白几小时（图 8-1，框 1）。发病过程中至少呕吐 20 次，腹痛但不像呕吐那样令人不适，拒绝进食，大部分时间都在睡觉。每次发病持续 3 天，然后在几个小时内症状逐步改善，最后自己恢复至正常状态（框 2）。大部分发病之前都有身心压力，尽管父母说好几次都是在高蛋白饮食后起病。患儿在急诊的表现有面色苍白、疲劳和轻度脱水。患儿没有发热，神经系统查体无定位体征。体格检查提示轻度脱水、上腹部压痛（深部触诊时），其他都正常，包括眼底镜检查在内均未发现明显异常。基于高蛋白饮食诱发疾病发作的病史（可能见于尿素循环障碍）和体格检查，在静脉输液前安排了有针对性的检查（框 8）。除了尿比重升高和酮体（+），其他检查均正常。轻度电解质紊乱考虑与反复呕吐相关，但并不能提示有潜在的代谢性因素与呕吐相关。结合病史及神经查体，没有行脑 MRI（框 9）检查的指征。患儿被诊断为 CVS（框 17）。通过水化治疗，出院予以预防用药。

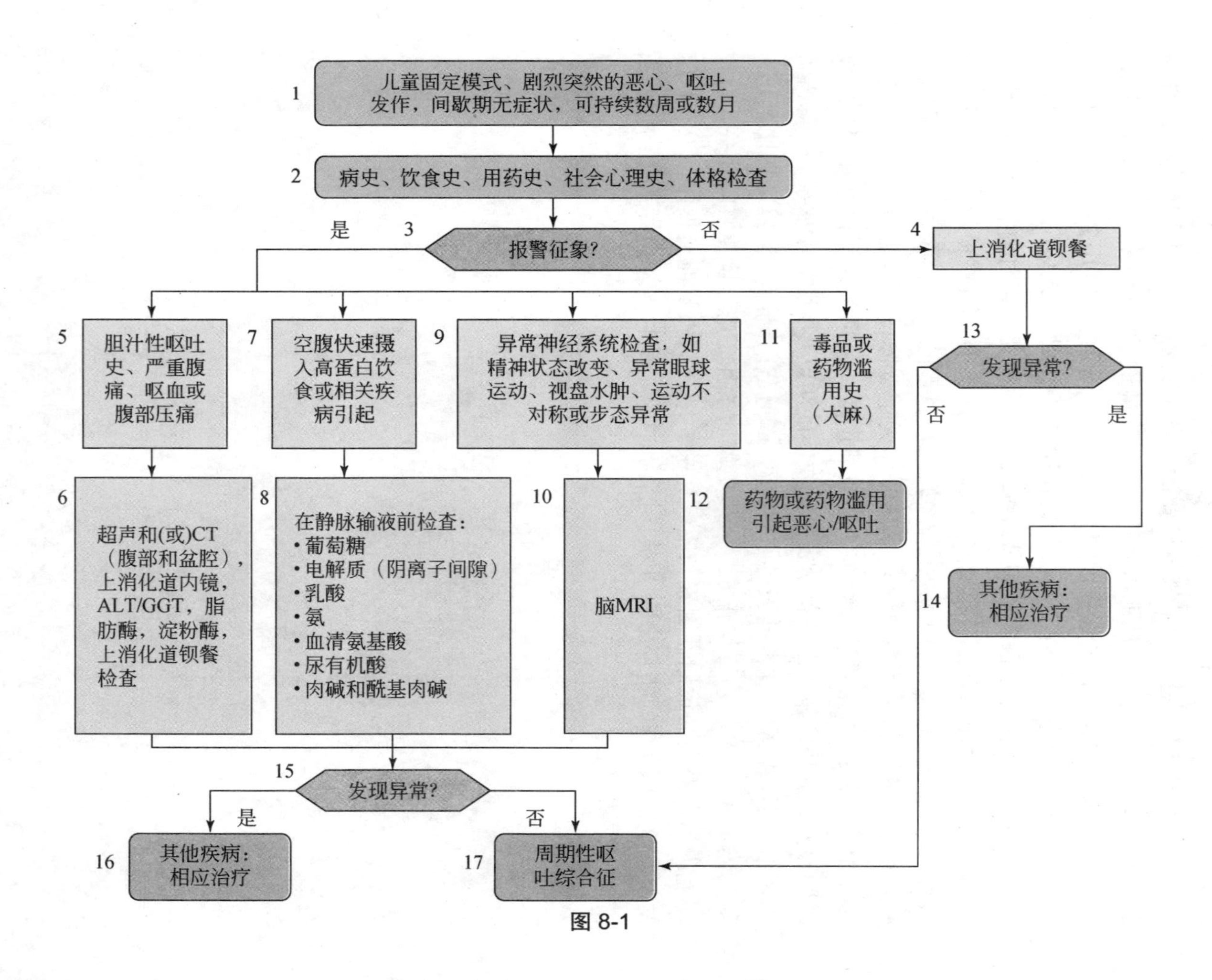
1
儿童固定模式、剧烈突然的恶心、呕吐发作，间歇期无症状，可持续数周或数月
2
病史、饮食史、用药史、社会心理史、体格检查
3
报警征象?
是
否
4
上消化道钡餐
5
胆汁性呕吐史、严重腹痛、呕血或腹部压痛
7
空腹快速摄入高蛋白饮食或相关疾病引起
9
异常神经系统检查，如精神状态改变、异常眼球运动、视盘水肿、运动不对称或步态异常
11
毒品或药物滥用史（大麻）
13
发现异常?
否
是
6
超声和(或)CT（腹部和盆腔），上消化道内镜，ALT/GGT，脂肪酶，淀粉酶，上消化道钡餐检查
8
在静脉输液前检查：
·葡萄糖
·电解质（阴离子间隙）
·乳酸
·氨
·血清氨基酸
·尿有机酸
·肉碱和酰基肉碱
10
脑MRI
12
药物或药物滥用引起恶心/呕吐
14
其他疾病：相应治疗
15
发现异常?
是
否
16
其他疾病：相应治疗
17
周期性呕吐综合征
图 8-1

图 8-1　注释

1. 患儿反复呕吐发作，根据罗马Ⅳ的诊断标准，可能符合（周期性呕吐综合征 CVS）[8]。
2. 需要细致追问患儿的病史和进行相关检查。病史应该尽可能详尽，包括可能的诱发因素、饮食、心理和生理的压力。体格检查中患者一般会表现出一定程度的脱水、嗜睡和轻度的上腹部疼痛。此外还需要仔细的神经系统检查，如果有阳性发现，需要进一步检查。
3. 有报警征象的患者，需要进一步检查[4]。
4. 患者如果没有支持器质性疾病的病史，应安排至少 1 次上消化道检查以排除解剖异常造成的呕吐。
5. 呕血提示可能存在消化性溃疡，这是反复和固定模式呕吐不常见的原因。间断发作的严重腹痛、胆汁性呕吐和腹部触痛提示小肠旋转不良合并肠扭转[9,10]、手术后肠粘连、胆囊疾病[11]、胆囊管囊肿[12]或是胰腺炎。一旦怀疑肠梗阻需要进行急诊手术评估。间断发热、血尿、腰痛、体格检查发现腰部肿块提示输尿管肾盂结合处梗阻[13]。
6. 一旦怀疑任何胆道的、胰腺的或者梗阻性疾病，或者体格检查提示某个脏器疾患可以解释症状，应该进一步检查，包括内镜检查用于排除和（或）治疗活动性出血、上消化道造影、胰酶、肝酶和 γ- 谷氨酰转移酶（GGT）。如果上述检查有异常，则需要进一步行特异性检查。腹部超声或者腹部 CT 平扫推荐用于评估胆道系统和胰腺情况，并且排除输尿管肾盂结合处梗阻。
7. 高蛋白饮食、疾病、禁食等诱发的反复发作的呕吐提示代谢性疾病。如果患儿发病年龄小于 2 岁，可能没有诱发因素；因此需要代谢性检查。与呕吐相关的常见代谢性疾病包括尿素循环障碍、脂肪酸氧化障碍、器质性疾病、氨基酸代谢疾病及线粒体疾病。继发于高蛋白饮食的呕吐提示尿素循环缺陷。禁食或者疾病分解代谢状态、发热、长时间锻炼或者手术可能会诱发脂肪酸氧化障碍或是线粒体疾病患者的呕吐[14]。
8. 至少有 1 次在开始水化治疗前进行血尿检验以排除代谢性疾病，即使是没有病史支持代谢性疾病（尤其是年轻患儿）[4]。CVS 患儿常出现轻度升高的阴离子间隙、代谢性酸中毒、低血糖、乳酸酸中毒和尿酮症，并不提示为一种特异性代谢性疾病。鉴于初始的检查结果及怀疑为代谢、内分泌疾病的程度，需要额外的实验室检查。这些检查包括血浆乳酸盐、丙酮酸盐、肉毒碱和酰基肉毒碱、有机酸和氨基酸、氨、氢化可的松水平及尿卟啉。代谢性酸中毒、升高的阴离子间隙及血氨增高、酮症性或者非酮症低血糖提示脂肪酸氧化障碍。低钠血症和低血糖可能在艾迪生综合征出现。高氨血症、代谢性酸中毒、高离子间隙和酮体升高是有机酸血症的特点。高氨血症不合并代谢性酸中毒的患儿可能患有尿素循环障碍。

9. 神经系统症状和体征如进行性加重或改变明显的精神状态、症状突然发作、异常眼球运动、视盘水肿、步态、神经系统查体异常，提示神经系统因素导致患者呕吐。这类病例推荐做脑 MRI 检查。
10. 如果怀疑呕吐有潜在神经系统因素，患者需要接受脑 MRI 检查。
11. 需要详尽了解毒物或药物接触史。
12. 大麻的滥用可能会出现"大麻素剧吐综合征"，这是和CVS表现相似的疾病。大麻素剧吐综合征的特征是强迫性的长时间和热的淋浴可改善呕吐。一旦家长终止淋浴，患儿会复发。大麻素剧吐综合征的患者应当被教育并告知只有终止大麻使用才能改善症状[15,16]。
13. 如果没有阳性症状，且上消化道结构正常，CVS 的诊断可以考虑。
14. 如果上消化道发现异常，需要给予恰当的治疗。
15. 如果出现阳性症状但评估没有临床意义，可以考虑 CVS 诊断。
16. 有梗阻、炎症、代谢性、内分泌及神经系统异常的病例，需要予以特异性治疗。
17. 既往反复和严重呕吐、体格检查正常、实验室和放射学检查结果正常提示 CVS。CVS 治疗有效是指呕吐发作的频率和强度都有所降低，有些病例甚至不再发作。如果没有改善，治疗方案和诊断则需要重新考虑，包括潜在严重的疾病如颅内病变，目的在于改善患者的生存质量[17]。预防治疗或顿挫治疗的选择基于症状的严重程度、频次和对呕吐的影响。CVS 的诊治共识推荐预防性治疗，对小于 6 岁的患儿每日服用赛庚啶或普萘洛尔（心得安）；6 岁以上患儿可应用阿米替林或心得安[4,18]。

病例 8-2　反复发作的消化不良伴早饱或上腹痛

病史

患儿男性，16 岁，主诉上腹胀、餐后腹胀和早饱（图 8-2，框 1）。6 个月前一次病毒性胃肠炎后开始出现上述不适。无呕吐、腹泻、便秘、吞咽困难或者烧心。患者自觉症状不适为中重度，因此缺了 10 天的课。由于会在早餐后症状加重，因此常常迟到。患者避免和朋友外出，吃得少，体重下降 3kg。其父母一年前离婚，患儿在学校表现得很差。父母没有给其服用非甾体抗炎药及其他药物治疗。没有胃肠道疾病的家族病史（框 2）。鉴于体重减轻和食欲差（框 3），进行了血常规、C 反应蛋白、血清氨基转移酶和乳糜泻筛查。以上检查均未见明显异常，诊断为功能性消化不良（FD）（框 4）。基于缺乏报警征象和以往的实验室检查结果，治疗医生决定无需任何检查。上消化道内镜不是必需的，是否进行内镜检查需要医生决定（框 5）。异常的结果决定特异性的治疗（框 6）。患者腹胀、早饱等症状符合 FD 亚型餐后不适综合征的诊断标准（框 8）。患者没有上腹部疼痛，这是 FD 亚型上腹痛综合征的症状（框 9）。

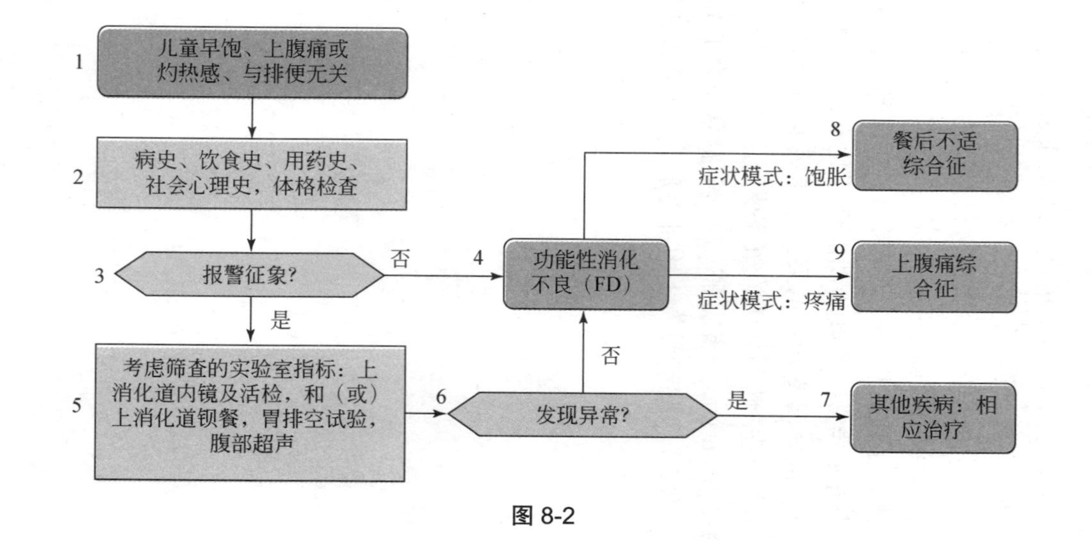
1
儿童早饱、上腹痛或
灼热感、与排便无关
2
病史、饮食史、用药史、
社会心理史，体格检查
3
报警征象?
否
是
4
功能性消化
不良（FD）
5
考虑筛查的实验室指标：上
消化道内镜及活检，和（或）
上消化道钡餐，胃排空试验，
腹部超声
6
发现异常?
否
是
7
其他疾病：相
应治疗
8
症状模式：饱胀
餐后不适
综合征
9
症状模式：疼痛
上腹痛综
合征

图 8-2

图 8-2 注释

1. 患儿出现早饱、 餐后腹胀和上腹痛要考虑存在消化不良的症状。功能性或器质性疾病均可能出现消化不良症状。
2. 详细的病史、饮食[19]和心理病史有助于诊断和治疗。医生需要先评估孩子究竟是患有功能性消化不良（FD）还是其他慢性疾病。有些时候，炎症或是自身免疫性疾病可以影响上消化道并出现相应症状[20]。全面询问药物使用情况，有能影响胃排空的药物 （如抗胆碱能药物），还有与黏膜损伤相关的药物（如非甾体类）[21]。询问在家或学校是否有心理压力[22]也非常重要，因为这可能会加重症状并影响患儿的生活质量[23]。在某些病例，病史透露近期有病毒感染性疾病，这可能会出现感染后消化不良[24]。有幽门螺杆菌感染家族史的患儿，应该考虑进行相关检查。
3. 报警征象，如明显的体重减轻（比患病前体重减轻 5% 或者更多）、呕血、便血、吞咽困难、吞咽痛和发热[25,26]。
4. 如果患者没有出现报警征象，而是表现为餐后腹胀、早饱或是上腹部疼痛，可以诊断为 FD。目前根据主要症状的不同对儿童消化不良进行亚型分类[27]。有些病例，患者两种亚型的标准都符合。
5. 任何报警征象一旦出现，需要进行内镜检查、上消化道造影和（或）胃排空检查。内镜可以直观观察和进行上消化道黏膜活检，主要用于发现炎症[12]、过敏、感染，以及儿童少见的肿瘤。如果考虑有肝胆疾病，可以进行腹部超声检查。

6, 7. 评估中需要考虑特异性疾病。相应地给予相关干预。

8, 9. 亚型分类有助于治疗。餐后不适综合征包括餐后饱胀不适或者早饱感，以致不能完成平常餐量的进食。支持诊断条件包括上腹胀气、餐后恶心或者过度嗳气。上腹痛综合征包括以下所有条件：令人不适（以致影响正常活动）的中上腹疼痛或烧灼感，疼痛不广泛，也不放射至腹部其他区域或胸部，在排便或排气后无减轻。支持诊断的条件：①烧灼样疼痛，但不出现在胸骨后部位; ②常因进餐诱发或缓解，但也可发生在空腹时。一旦确诊，可以给予经验药物治疗或者行为治疗。一旦明确有饮食诱发因素（如含咖啡因的食物），可以进行膳食调整。对于上腹痛综合征患者可以给予质子泵抑制剂或 H_2 受体拮抗剂[28]。三环类抗抑郁剂如阿米替林[29]已被用于治疗顽固性疼痛。恶心、胀气和早饱较难治疗。可以使用促动力药物，但目前还没有儿童随机对照临床试验，避免油腻饮食应该有所帮助。如果合并心理疾病如焦虑，可以应用行为疗法。如果症状加重，目前暂无更进一步的干预方法。儿童或成人 FD 患者发现十二指肠嗜酸性粒细胞增多提示嗜酸性粒细胞可能是治疗的靶点[30]。

病例 8-3　反复发作的腹痛伴排便习惯异常

病史

患儿女性，12 岁，脐周和下腹部进行性疼痛伴稀便 9 个月（图 8-3，框 1）。家长提示一次患者和父亲在外吃饭后出现轻度的腹泻、恶心，当时不适持续了 24 小时。在那次后患者出现了现在的症状。每个月疼痛出现 4 ～ 6 次，稀便 2 ～ 5 次，不伴有血或黏液。患者在如厕这件事情上花了大量的时间，有排便不尽感。全面的病史和体格检查没有发现呕吐、发热、体重减轻、直肠出血或夜间腹泻（框 2）。患者表兄弟患有克罗恩病，家里担心其可能会有同样的问题（框 3）。全血细胞计数、C 反应蛋白、全面生化检测、乳糜泻血清学筛查、粪钙卫蛋白都是正常的（框 2），诊断为 IBS。医生给了患者一本日记和关于如何检测与评分粪便性状的指导，依据 Bristol 粪便性状量表（框 4）[31]，25% 以上的粪便评分是 6 或 7，于是被诊断为腹泻型 IBS（IBS-D）（框 10）。经验治疗从去除饮食诱发因素开始（如低可酵解的寡糖、二糖、单糖和多元醇，FODMAP）[32]。患者说接下来的一个月就有所改善。其他治疗还有益生菌（如鼠李糖乳杆菌 [33]）、认知行为 / 催眠治疗等 [34]，薄荷油 [35] 和低剂量三环类抗抑郁药 [36]。如果多重干预后症状仍然没有改善，则需要重新考虑诊断和病因。

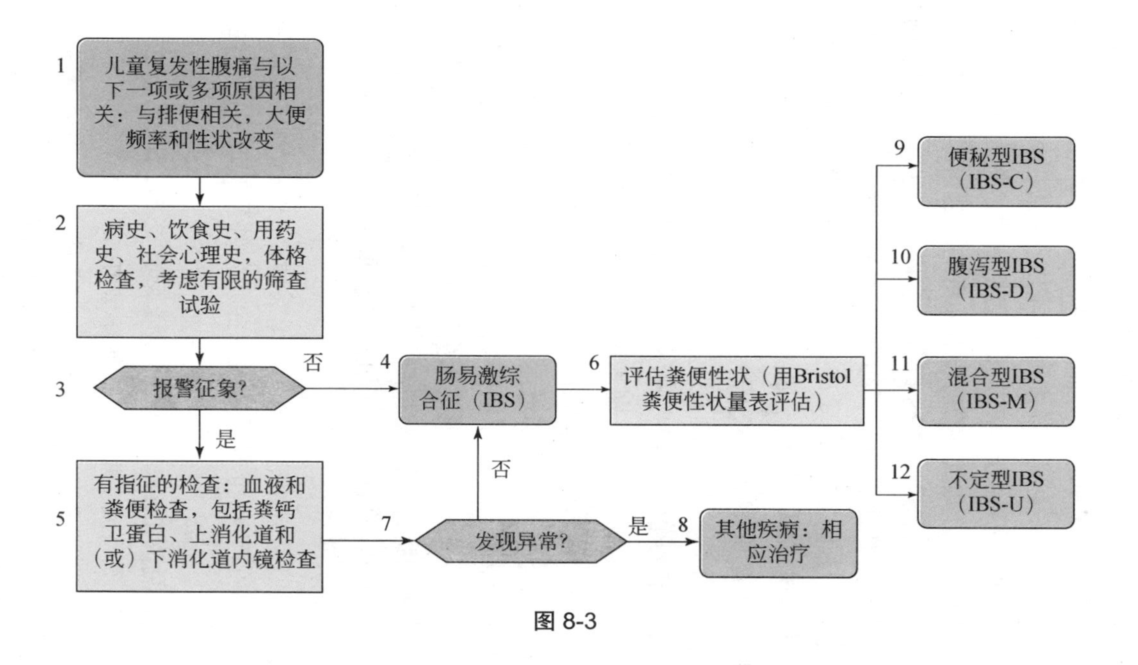
1
儿童复发性腹痛与以下一项或多项原因相关：与排便相关，大便频率和性状改变
2
病史、饮食史、用药史、社会心理史，体格检查，考虑有限的筛查试验
3
报警征象?
否
是
4
肠易激综合征（IBS）
5
有指征的检查：血液和粪便检查，包括粪钙卫蛋白、上消化道和（或）下消化道内镜检查
6
评估粪便性状（用Bristol粪便性状量表评估）
7
发现异常?
否
是
8
其他疾病：相应治疗
9
便秘型IBS（IBS-C）
10
腹泻型IBS（IBS-D）
11
混合型IBS（IBS-M）
12
不定型IBS（IBS-U）

图 8-3

图 8-3　注释

1. IBS 的诊断在儿童中很常见，在青少年更普遍[6]。IBS 罗马Ⅳ诊断标准指定诊断前至少 2 个月符合下述标准，腹部疼痛至少每月 4 次，伴有以下一项或多项：疼痛与排便相关，排便频率的改变和粪便性状（外观）的改变[8]。在有便秘的患儿中，便秘缓解后腹痛无减轻（疼痛减轻的患儿属于功能性便秘，而非 IBS）。经过适度的评估，症状不能完全用其他疾病情况来解释。
2. 一旦考虑诊断 IBS，医生需要详细询问病史，包括症状、目前用药和潜在的心理压力。全面的体格检查非常重要，包括观察肛周有无与克罗恩病相关的皮赘或瘘，因为大部分儿童不管有没有后者的问题，都不会主动透露。
3. 一些报警征象提示可能存在 IBS 以外的疾病。这些症状包括体重减轻、血便、线性生长发育减速、频繁夜间腹泻、持续性呕吐、关节炎和炎症性肠病的家族史。一旦考虑 IBS，要确信没有这些症状。一些医生和家庭需要通过进一步检查来确认，比如全血细胞计数、C 反应蛋白、全面生化检查、乳糜泻血清学筛查和粪钙卫蛋白。
4. 当有相关病史、体格检查正常且没有报警征象时，可以考虑诊断 IBS。
5. 其他相对常见的诊断包括乳糖吸收不良伴不耐受、乳糜泻、贾第鞭毛虫病、炎症性肠病也需要被考虑，特别是出现血便，即便没有出血也不能排除。如果患儿从食物中剔除乳糖 2 周后仍有症状，则可以排除乳糖吸收不良伴不耐受。乳糜泻的筛查要考虑进来，包括进行抗 tTG IgA 和全血清 IgA 的检测[37]。粪便贾第鞭毛虫抗原检查相对可靠。正常的全血细胞计数、C 反应蛋白、生化和粪钙卫蛋白则提示炎症性肠病的可能性很小[38]。尽管儿童中不常见，镜下结肠炎和胶原性结肠炎易与腹泻型 IBS 相混淆[39]。
6. 当考虑 IBS 诊断时，全面描述粪便性状是非常有用的。Bristol 粪便性状量表[40]可用来区分儿童粪便类型。

7, 8. 如果实验室检查有异常，则需要给予疾病相应的干预。对于便秘型 IBS，软化大便和通便的药物可有助于缓解症状，并且有助于同单纯便秘相关的腹痛相鉴别。

9. 大于 25% 的排便为 Bristol 粪便性状 1 型或 2 型，且小于 25% 的排便为 Bristol 粪便性状 6 型或 7 型诊断为便秘型 IBS（IBS-C）。
10. 大于 25% 的排便为 Bristol 粪便性状 6 型或 7 型，且小于 25% 的排便为 Bristol 粪便性状 1 型或 2 型诊断为腹泻型 IBS（IBS-D）。
11. 大于 25% 的排便为 Bristol 粪便性状 1 型或 2 型，且大于 25% 的排便为 Bristol 粪便性状 6 型或 7 型诊断为混合型 IBS（IBS-M）。
12. 小于 25% 的排便为 Bristol 粪便性状 1 型或 2 型，且小于 25% 的排便为 Bristol 粪便性状 6 型或 7 型诊断为不定型 IBS（IBS-U）。

病例 8-4　慢性便秘

病史

患儿女性，5 岁，严重便秘 12 个月。依赖于灌肠剂每周排便 1 次。当努力想排便时，会持续双腿交叉并变僵硬。曾有次因为大便过粗而阻塞厕所（图 8-4，框 1）。追溯病史，患儿出生后胎便排出正常，但如厕训练困难。除了直肠指检有粪块，体格检查没有什么特殊阳性发现（框 2）。患儿没有生长发育停滞史，没有报警症状（框 3）。初步诊断为功能性便秘（框 7）。患儿接受粪便嵌塞解除法，并开始进行治疗，包括父母亲的教育、正常含量膳食纤维的饮食、训练只在有强烈排便愿望时去厕所。患儿开始每天服用聚乙二醇（PEG）3350，摄入量为 0.4mg/（kg · d）。4 周后随访时并无太明显改善（框 8），于是聚乙二醇的量增加至 0.8mg/（kg · d）（框 8）。随后一次随访中，排便次数和粪便黏稠度都有所改善（框 8）。于是建议维持治疗（框 9）。但是 6 个月后，患儿再次出现排便困难，并开始出现大便失禁。重新检查评估后，发现家长因为相信其不再需要药物治疗，而没有给患儿继续服用缓泻剂。在实施一次粪便嵌塞解除法后治疗再次开始。最后，在 6 个月正常排便情况下，药物逐渐减量（框 9）。停药 1 个月后，再次出现便秘。于是患儿再次就诊并接受关于乳糜泻、甲状腺及其他代谢性疾病的检查（框 4）。

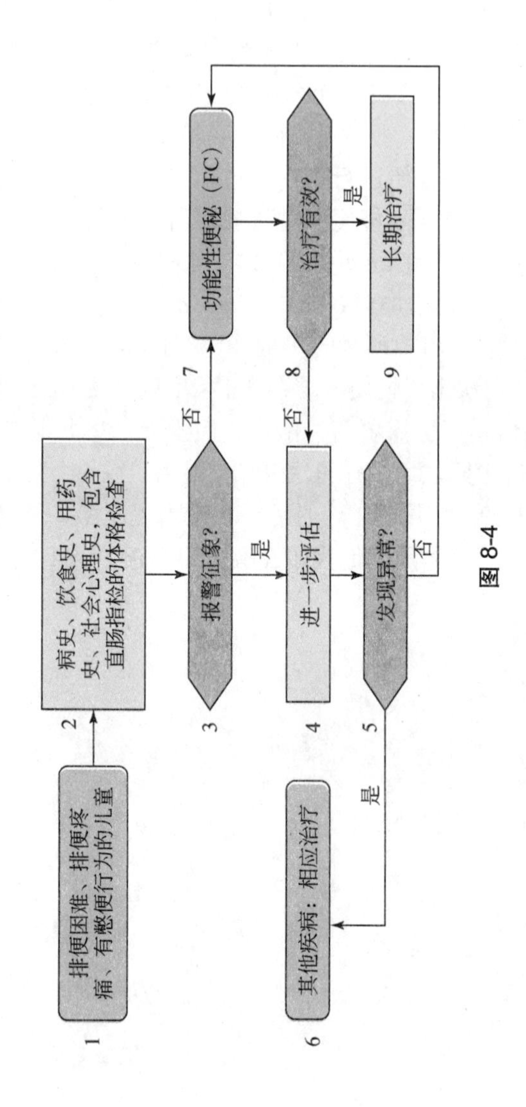

1
排便困难、排便疼痛、有憋便行为的儿童
2
病史、饮食史、用药史、社会心理史，包含直肠指检的体格检查
3
报警征象？
是
否
4
进一步评估
5
发现异常？
是
否
6
其他疾病：相应治疗
7
功能性便秘（FC）
8
治疗有效？
是
否
9
长期治疗

图 8-4

图 8-4 注释

1. 罗马Ⅳ儿童 / 青少年诊断标准中列出 6 项（排便减少、大便失禁、粪便潴留的被动姿势、有排便疼痛或排干硬粪便史、直肠中存在大团粪块、有排粗大粪便史），在 1 个月内至少出现 2 项即可满足功能性便秘（FC）的诊断标准[8]。
2. 初诊时详细的病史和临床检查对于发现报警征象的存在和明确患者排便的特征都是非常重要的[7]。从患儿和监护人处获得排便功能的可靠信息是相当有挑战的。因为患儿一般都对于和医生探讨自己的身体状态很犹豫。便秘的患儿通常都拒绝认知自己有问题需要医学帮助。大便失禁的患儿常常会把自己弄脏的内裤藏起来或者丢弃。患儿父母很少了解孩子排便费力的程度和排便频次。
3. 提示有器质性疾病的报警征象包括症状的急性发作、持续性腹痛、持续性便血、无直肠嵌塞的大便失禁、泌尿系症状和体重减轻。克制排便行为和探查到直肠壶腹部有粪便高度提示 FC。很多病例在治疗开始后就确诊了。患儿对经验治疗的反应提示是否需要进一步的评估和检查。
4. 对于诊断不明确的、出现报警征象的病例，以及尽管充分治疗仍无改善的或者治疗停止后复发的病例，下述引起便秘的因素需要排除：乳糜泻、甲状腺和其他代谢性疾病、先天性巨结肠、肛门直肠和脊柱畸形[41]、其他神经管与原肠异常[42]，以及牛奶蛋白过敏[43]。根据患儿的年龄、家族史和相关症状来决定检查的数量和顺序。如果治疗无效，需要重新评估。药物剂量的增加或变化也要考虑进去。如果患儿出现对抗行为导致持续克制排便行为和拒绝使用厕所排便，精神健康状态的正式评估十分有用。治疗失败常见的原因是缺乏对直肠粪便嵌塞的解决办法。除非直肠被清空，否则没有特别好的治疗方法。但巨大粪块经常填满并且导致非故意的大便失禁。口服缓泻剂和灌肠有助于清除粪便嵌塞[44]。

5, 6. 一旦发现异常，治疗需做出相应的调整。

7. 根据典型病史、体格检查并且无报警征象可以明确诊断 FC，而不需要进一步检查。
8. 对于 FC 有效的治疗包括如厕训练、正常饮食、PEG 或粪便软化剂等药物的联合应用。2 ~ 4 周需要评估治疗的有效性，因为通常需要根据患儿口服药物的意愿、家长配合治疗的能力来调整治疗策略，也可能存在因为没有治疗粪便嵌塞而使症状持续或者加重[45]。
9. 如果治疗有效，每日口服缓泻剂需要持续数月。症状反复常见的原因是没有坚持药物治疗，或者因上学或者放假而改变的日常规律导致孩子不愿使用厕所。只有当患儿建立了正常排便功能并持续数周，同时彻底解决了大便失禁和克制排便行为，才考虑药物减量。如果药物减量或治疗停止后出现复发，可能需要进一步的评估和检查。

病例 8-5　无便秘的大便失禁

病史

患儿男性，7 岁，主诉每周都有 3 或 4 次会把粪便弄到内裤上（图 8-5，框 1）。大便失禁是白天出现，父母抱怨说患儿总是太迟才说大便失禁发作。既往没有排便困难。患儿有注意缺陷多动障碍（ADHD），并接受药物治疗中。体格检查没有什么特殊阳性发现，直肠指检也无粪块（框 2）。初步诊断为非潴留性大便失禁（NFI）（框 5），并开始和 ADHD 治疗师一起开始行为治疗（框 6）。治疗包括应用奖励机制进行常规的如厕训练，尝试减轻厕所恐惧症，恢复正常的排便习惯，重建自我尊重。每日常规口服洛哌丁胺。因为在随后一次的随访中患儿大便失禁发作的频率并无明显改善，于是给予进一步的检查。腹部放射检查发现结肠有正常量的粪便。不透射线标记物结肠传输研究表明传输时间是正常的（框 8）。这两项检查证实孩子患有 NFI（框 5）。如果体格检查异常或者腹部放射检查提示直肠粪便潴留（框 3），那么患儿就不能诊断为 NFI，而是需要进一步评估和进行疾病特异性干预（框 4）。

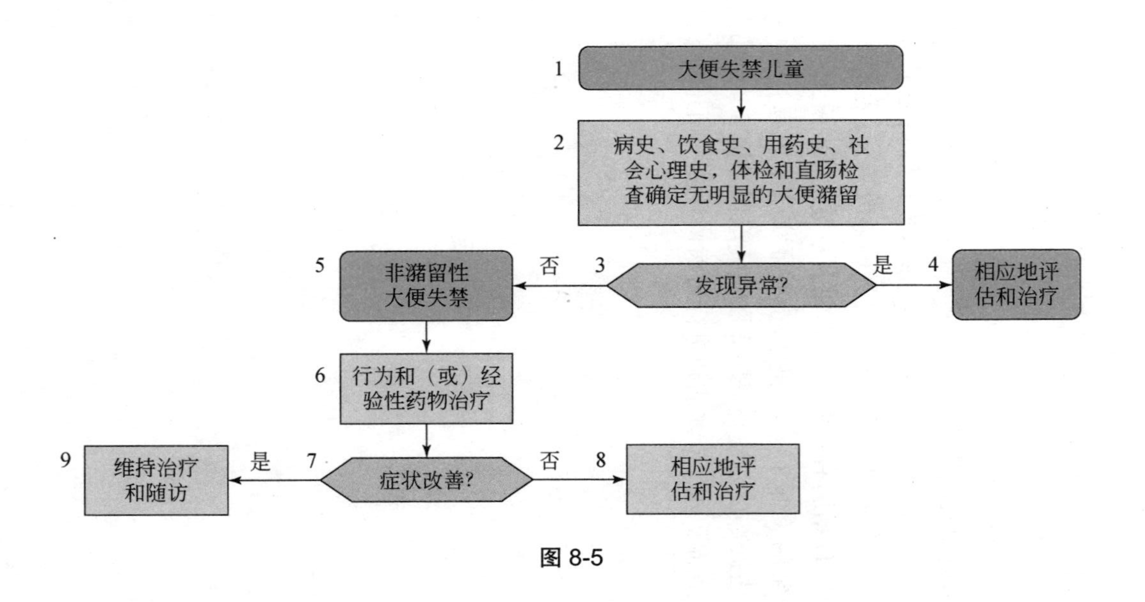
1
大便失禁儿童
2
病史、饮食史、用药史、社会心理史，体检和直肠检查确定无明显的大便潴留
3
发现异常?
是
4
相应地评估和治疗
否
5
非潴留性大便失禁
6
行为和（或）经验性药物治疗
7
症状改善?
是
9
维持治疗和随访
否
8
相应地评估和治疗

图 8-5

图 8-5　注释

1. 大便失禁患儿的诊断常面临巨大的挑战。大部分的患儿常常会因为没有意识到或未治疗伴有粪便嵌塞的便秘而导致把粪便渗漏在内裤上，另一些则可能是非潴留性大便失禁（NFI）[8]。

2, 3. 通过病史和体格检查来鉴别报警征象和其他支持结构性疾病的特征，如瘘管开放、后背畸形提示脊管闭合不全、直肠指检发现肛门压痛、皮赘等。需要确定可能与腹泻相关药物的使用情况。一旦体检发现直肠有大量粪便，患儿可能是粪便潴留所致的大便失禁。这是儿童功能性便秘常见的后遗症[46]。

4. 一旦发现畸形，需要进行合理的检查和治疗。脊柱 MRI 用于发现脊柱的缺陷，这在尿便失禁中是很常见的。

5. 全面病史采集和体格检查后可诊断为 NFI。然而有些病例则是在治疗开始后或是进行了其他诊断性检查后才可以确诊。

6. 非潴留性大便失禁最有效的治疗方法是联合教育、行为和药物治疗[47]。不需要使用缓泻剂和灌肠，因为在这种情况下它们无效[48]。洛哌丁胺是一种阿片类受体激动剂，它通常对此病有效，因为它可以抗腹泻，减少直肠的收缩，并且增加肛门括约肌功能[49]，联合行为干预时特别有效。

7. 治疗无改善的情况特别常见，仅有 29% 的非潴留性大便失禁患儿在 2 年精心治疗后痊愈，15% 发展为成年患病。这使得治疗极富挑战[50]。

8. 如果治疗无效则需要确认治疗的顺应性，看是否需要进一步评估。例如，结肠镜可以帮助诊断直肠炎或结肠炎，这些病同样可以引起大便失禁和里急后重。

9. 如果治疗有效，则需要继续治疗，仅在患儿明显好转时考虑逐渐减量。还可能会复发，一旦出现需要进一步治疗。

（闫　斌　译，彭丽华　校）

参考文献

1. Rippel SW, Acra S, Correa H, et al. Pediatric patients with dyspepsia have chronic symptoms, anxiety, and lower quality of life as adolescents and adults. Gastroenterology 2012;142:754–761.
2. Liem O, Harman J, Benninga M, et al. Health utilization and cost impact of childhood constipation in the United States. J Pediatr 2009;154:258–262.
3. Iovino P, Tremolaterra F, Boccia G, et al. Irritable bowel syndrome in childhood: visceral hypersensitivity and psychosocial aspects. Neurogastroenterol Motil 2009;21:940–e974.
4. Li BU, Lefevre F, Chelimsky GG, et al. North American Society for Pediatric Gastroenterology, Hepatology, and Nutrition consensus statement on the diagnosis and management of cyclic vomiting syndrome. J Pediatr Gastroenterol Nutr 2008;47:379–393.
5. Lewis ML, Palsson OS, Whitehead WE, et al. Prevalence of functional gastrointestinal disorders in children and adolescents. J Pediatr 2016. In press.
6. Hyams JS, Burke G, Davis PM, et al. Abdominal pain and irritable bowel syndrome in adolescents: a community-based study. J Pediatr 1996;129:220–226.
7. Tabbers MM, Benninga MA, Di Lorenzo C, et al. Evaluation and treatment of functional constipation in infants and children: evidence-based recommendations from ESPGHAN and NASPGHAN. J Pediatr Gastroenterol Nutr 2014;58:258–274.
8. Di Lorenzo C, Hyams JS, Saps M, et al. Childhood functional gastrointestinal disorders: child/adolescent. In: Drossman DA, Chang L, Chey WD, Kellow J, Tack J, Whitehead WE（eds）. Rome Ⅳ Functional Gastrointestinal Disorders—Disorders of Gut- Brain Interaction, 4th edition. Raleigh, NC: Rome Foundation, 2016; pp. 1297–1372.
9. Torres AM, Ziegler MM. Malrotation of the intestine. World J Surg 1993;17:326–331.
10. Powell DM, Othersen HB, Smith CD. Malrotation of the intestines in children: the effect of age on presentation and therapy. J Pediatr Surg 1989;24:777–780.
11. Friesen CA, Roberts CC. Cholelithiasis. Clinical characteristics in children. Case analysis and literature review. Clin Pediatr 1989;28:294–298.
12. Büyükyavuz I, Ekinci S, Ciftçi AO, et al. A retrospective study of choledochal cyst: clinical presentation, diagnosis and treatment. Turk J Pediatr 2003;45:321–325.
13. Schulte-Bockholt A, Kugathasan S, Mesrobian HG, et al. Ureteropelvic junction obstruction: an overlooked cause of cyclic vomiting. Am J Gastroenterol 2002;97:1043–1045.
14. Withers GD, Silburn SR, Forbes DA. Precipitants and aetiology of cyclic vomiting syndrome. Acta Paediatr 1998;87:272–277.
15. Felton D, Zitomersky N, Manzi S, et al. 13-year-old girl with recurrent, episodic, persistent vomiting: out of the pot and into the fire. Pediatrics 2015;135:e1060–3.
16. Venkatesan T, Sengupta J, Lodhi A, et al. An Internet survey of marijuana and hot shower use in adults with cyclic vomiting syndrome（CVS）. Exp Brain Res 2014;232:2563–2570.
17. Tarbell SE, Li BU. Health-related quality of life in children and adolescents with cyclic vomiting syndrome: a comparison with published data on youth with irritable bowel syndrome and organic gastrointestinal disorders. J Pediatr 2013;163:493–497.
18. Fleisher DR. Management of cyclic vomiting syndrome. J Pediatr Gastroenterol Nutr 1995;21

(Suppl. 1) :S52–S56.
19. Carlson MJ, Moore CE, Tsai CM, et al. Child and parent perceived food-induced gastrointestinal symptoms and quality of life in children with functional gastrointestinal disorders. J Acad Nutr Diet 2014;114:403–413.
20. Ford AC, Talley NJ, Walker MM, et al. Increased prevalence of autoimmune diseases in functional gastrointestinal disorders: case-control study of 23471 primary care patients. Aliment Pharmacol Ther 2014;40:827–834.
21. Yap PR, Goh KL. Non-steroidal anti-inflammatory drugs （NSAIDs） induced dyspepsia. Curr Pharm Des 2015;21:5073–5081.
22. Schurman JV, Singh M, Singh V, et al. Symptoms and subtypes in pediatric functional dyspepsia: relation to mucosal inflammation and psychological functioning. J Pediatr Gastroenterol Nutr 2010;51:298–303.
23. Varni JW, Bendo CB, Nurko S, et al. Interpretability of the PedsQL ™ Gastrointestinal Symptoms Scales and Gastrointestinal Worry Scales in pediatric patients with functional and organic gastrointestinal diseases. J Pediatr Psychol 2015;40:591–601.
24. Pensabene L, Talarico V, Concolino D, et al. Postinfectious functional gastrointestinal disorders in children: a multicenter prospective study. J Pediatr 2015;166:903–907.
25. Di Lorenzo C, Colletti RB, Lehmann HP, et al. Chronic abdominal pain in children: a technical report of the American Academy of Pediatrics and the North American Society for Pediatric Gastroenterology, Hepatology and Nutrition. J Pediatr Gastroenterol Nutr 2005;40:249–261.
26. Gijsbers CF, Benninga MA, Schweizer JJ, et al. Validation of the Rome Ⅲ criteria and alarm symptoms for recurrent abdominal pain in children. J Pediatr Gastroenterol Nutr 2014;58:779–785.
27. Turco R, Russo M, Martinelli M, et al. Do distinct functional dyspepsia subtypes exist in children? J Pediatr Gastroenterol Nutr 2016;62:387–392.
28. Dehghani SM, Imanieh MH, Oboodi R, et al. The comparative study of the effectiveness of cimetidine, ranitidine, famotidine, and omeprazole in treatment of children with dyspepsia. ISRN Pediatr 2011;2011:219287.
29. Saps M, Youssef N, Miranda A, et al. Multicenter, randomized, placebo-controlled trial of amitriptyline in children with functional gastrointestinal disorders. Gastroenterology 2009;137:1261–1269.
30. Wauters L, Nightingale S, Sulaiman B, et al. Functional dyspepsia is associated with duodenal eosinophilia in a pediatric cohort. J Pediatr Gastroenterol Nutr 2015;61:519.
31. Chumpitazi BP, Lane MM, Czyzewski DI, et al. Creation and initial evaluation of a stool form scale for children. J Pediatr 2010;157:594–597.
32. Chumpitazi BP, Cope JL, Hollister EB, et al. Randomised clinical trial: gut microbiome biomarkers are associated with clinical response to a low FODMAP diet in children with the irritable bowel syndrome. Aliment Pharmacol Ther 2015;42:418–427.
33. Horvath A, Dziechciarz P, Szajewska H. Meta-analysis: Lactobacillus rhamnosus GG for abdominal pain-related functional gastrointestinal disorders in childhood. Aliment Pharmacol Ther 2011;33:1302–1310.
34. Vlieger AM, Rutten JM, Govers AM, et al. Long-term follow-up of gut-directed hypnotherapy

vs. standard care in children with functional abdominal pain or irritable bowel syndrome. Am J Gastroenterol 2012;107:627–631.
35. Kline RM, Kline JJ, Di Palma J, et al. Enteric-coated, pH-dependent peppermint oil capsules for the treatment of irritable bowel syndrome in children. J Pediatr 2001;138:125–128.
36. Bahar RJ, Collins BS, Steinmetz B, et al. Double-blind placebo-controlled trial of amitriptyline for the treatment of irritable bowel syndrome in adolescents. J Pediatr 2008;152:685–689.
37. Kansu A, Kuloğlu Z, Demir A, et al. Yield of coeliac screening in abdominal pain-associated functional gastrointestinal system disorders. J Paediatr Child Health 2015;51:1066–1070.
38. Flagstad G, Helgeland H, Markestad T. Faecal calprotectin concentrations in children with functional gastrointestinal disorders diagnosed according to the pediatric Rome Ⅲ criteria. Acta Paediatr 2010;99:734–737.
39. Singh P, Das P, Jain AK, et al. Microscopic colitis in children with chronic diarrhea. J Pediatr Gastroenterol Nutr 2013;57:240–244.
40. Heaton KW, Radvan J, Cripps H, et al. Defecation frequency and timing, and stool form in the general population: a prospective study. Gut 1992;33:818–824.
41. Rosen R, Buonomo C, Andrade R, et al. Incidence of spinal cord lesions in patients with intractable constipation. J Pediatr 2004;145:409–411.
42. Pensabene L, Youssef NN, Griffiths JM, et al. Colonic manometry in children with defecatory disorders. Role in diagnosis and management. Am J Gastroenterol 2003;98:1052–1057.
43. Borrelli O, Barbara G, Di Nardo G, et al. Neuroimmune interaction and anorectal motility in children with food allergy-related chronic constipation. Am J Gastroenterol 2009;104:454–463.
44. Bekkali NL, van den Berg MM, Dijkgraaf MG, et al. Rectal fecal impaction treatment in childhood constipation: enemas versus high doses oral PEG. Pediatrics 2009;124:e1108–e1115.
45. Borowitz SM, Cox DJ, Kovatchev B, et al. Treatment of childhood constipation by primary care physicians: efficacy and predictors of outcome. Pediatr 2005;115:873–877.
46. Benninga MA, Büller HA, Heymans HS, et al. Is encopresis always the result of constipation? Arch Dis Child 1994;71:186–193.
47. Rajindrajith S, Devanarayana NM, Benninga MA. Faecal incontinence in children: epidemiology, pathophysiology, clinical evaluation and management. Aliment Pharmacol Ther 2013;37:37–48.
48. van Ginkel R, Benninga MA, Blommaart PJ, et al. Lack of benefit of laxatives as adjunctive therapy for functional nonretentive fecal soiling in children. J Pediatr 2000;137:808–813.
49. Voskuijl WP, van Ginkel R, Taminiau JA, et al. Loperamide suppositories in an adolescent with childhood-onset functional non-retentive fecal soiling. J Pediatr Gastroenterol Nutr 2003;37:198–200.
50. Voskuijl WP, Reitsma JB, van Ginkel R, et al. Longitudinal follow-up of children with functional nonretentive fecal incontinence. Clin Gastroenterol Hepatol 2006;4:67–72.

附文 A

功能性胃肠病罗马Ⅳ诊断标准

A. 食管疾病（esophageal disorders）

A1. 功能性胸痛（functional chest pain）

诊断标准 必须包括以下**所有**条件：*

1. 胸骨后疼痛或不适 **
2. 无烧心和吞咽困难等与食管相关的症状
3. 无胃食管反流或嗜酸性粒细胞性食管炎导致该症状的证据
4. 无主要的食管动力障碍性疾病†

* 诊断前症状至少出现 6 个月，近 3 个月符合以上诊断标准，且症状出现频度为至少每周 1 日

** 必须排除心源性胸痛的表现

† 指贲门失弛缓症 / 食管胃连接部（EGJ）流出道梗阻、弥漫性食管痉挛、jackhammer 食管、蠕动缺失

A2. 功能性烧心（functional heartburn）

诊断标准 必须包括以下**所有**条件：*

1. 胸骨后烧灼样不适或疼痛
2. 优化的抑酸治疗症状无减轻
3. 无胃食管反流 ** 或嗜酸性粒细胞性食管炎导致该症状的证据
4. 无主要的食管动力障碍性疾病†

* 诊断前症状出现至少 6 个月，近 3 个月符合以上诊断标准，且症状出现频度为至少每周 2 日

** 酸暴露时间增加和（或）反流相关症状

† 指贲门失弛缓症 / 食管胃连接部（EGJ）流出道梗阻、弥漫性食管痉挛、jackhammer 食管、蠕动缺失

A3. 反流高敏感（reflux hypersensitivity）

诊断标准 必须包括以下**所有**条件：*

1. 胸骨后症状，包括烧心和胸痛
2. 内镜检查正常，无嗜酸性粒细胞性食管炎导致该症状的证据
3. 无主要的食管动力障碍性疾病 **
4. 有反流事件诱发症状的证据，但 pH 或阻抗 -pH 监测显示食管酸暴露正常

* 诊断前症状出现至少 6 个月，近 3 个月符合以上诊断标准，且症状出现频度为至少每周 2 日

** 指贲门失弛缓症 / 食管胃连接部（EGJ）流出道梗阻、弥漫性食管痉挛、

jackhammer 食管、蠕动缺失

† 对抑酸治疗有效不排除此诊断

A4. 癔球症（globus）

*诊断标准** *必须包括以下**所有**条件：*

1. 持续性或间断性的、非疼痛性的咽喉部哽咽感或异物感，体格检查、喉镜或内镜检查未发现结构性病变

 a. 感觉在餐间出现

 b. 无吞咽困难或吞咽疼痛

 c. 食管近端无胃黏膜异位

2. 无胃食管反流或嗜酸性粒细胞性食管炎导致该症状的证据

3. 无主要的食管动力障碍性疾病**

* 诊断前症状出现至少 6 个月，近 3 个月符合以上诊断标准，且症状出现频度为至少每周 1 日

** 指贲门失弛缓症 / 食管胃连接部（EGJ）流出道梗阻、弥漫性食管痉挛、jackhammer 食管、蠕动缺失

A5. 功能性吞咽困难（functional dysphagia）

*诊断标准** *必须包括以下**所有**条件：*

1. 固体和（或）液体食物通过食管时有黏附、滞留或通过异常的感觉

2. 无食管黏膜或结构异常导致该症状的证据

3. 无胃食管反流或嗜酸性粒细胞性食管炎导致该症状的证据

4. 无主要的食管动力障碍性疾病**

* 诊断前症状出现至少 6 个月，近 3 个月符合以上诊断标准，且症状出现频度为至少每周 1 日

** 指贲门失弛缓症 / 食管胃连接部（EGJ）流出道梗阻、弥漫性食管痉挛、jackhammer 食管、蠕动缺失

B. 胃十二指肠疾病（gastroduodenal disorders）

B1. 功能性消化不良**（functional dyspepsia, FD）

*诊断标准**

1. 包括以下 ***1 项或多项***：

 a. 餐后饱胀不适

 b. 早饱不适感

 c. 中上腹痛

d. 中上腹烧灼不适

和

2. 无可以解释上述症状的结构性疾病的证据（包括胃镜检查）

* 诊断前症状出现至少 6 个月，近 3 个月符合以上诊断标准

** 诊断 B1a.PDS 和（或）B1b.EPS 必须符合以上标准

B1a. 餐后不适综合征（postprandial distress syndrome, PDS）

诊断标准 必须包括以下 1 项或 2 项，且至少每周 3 日：*

1. 餐后饱胀不适（以致影响日常活动）
2. 早饱不适感（以致不能完成平常餐量的进食）

常规检查（包括胃镜检查）未发现可解释上述症状的器质性、系统性或代谢性疾病的证据

* 诊断前症状出现至少 6 个月，近 3 个月符合以上诊断标准

支持诊断的条件

1. 也可存在餐后中上腹痛或烧灼感、中上腹胀气、过度嗳气和恶心
2. 呕吐要考虑其他病症
3. 烧心不是消化不良的症状，但常与本病并存
4. 如症状在排便或排气后减轻，通常不应将其考虑为消化不良的症状
5. 其他个别消化症状或症候群（如 GERD 和 IBS 症状）可与 PDS 并存

B1b. 上腹痛综合征（epigastric pain syndrome，EPS）

诊断标准 必须包括以下 1 项或 2 项，且至少每周 1 日：*

1. 中上腹痛（以致影响日常生活）
2. 中上腹烧灼不适（以致影响日常生活）

常规检查（包括胃镜检查）未发现可解释上述症状的器质性、系统性或代谢性疾病的证据

* 诊断前症状出现至少 6 个月，近 3 个月符合以上诊断标准

支持诊断的条件

1. 疼痛可因进餐诱发或缓解，或者可发生在空腹时
2. 也可存在餐后中上腹胀气、嗳气和恶心
3. 持续呕吐提示可能为其他病症
4. 烧心不是消化不良的症状，但常与本病并存
5. 疼痛不符合胆囊或 Oddi 括约肌功能障碍的诊断标准
6. 如症状在排便或排气后减轻，通常不应将其考虑为消化不良的症状
7. 其他消化症状（如 GERD 和 IBS 症状）可与 PDS 并存

B2. 嗳气症（belching disorders）

诊断标准 *

令人不适的嗳气（以致影响日常活动），源自食管或胃，症状超过每周 3 日

B2a. 过度胃上嗳气（源自食管）（excessive supragastric belching）

B2b. 过度胃嗳气（源自胃）（excessive gastric belching）

支持诊断标准 *

1. 观察到频繁、反复的嗳气，支持胃上嗳气
2. 胃嗳气尚无明确的临床关联
3. 必要时需要进行腔内阻抗检测来区分胃上嗳气和胃嗳气

* 诊断前症状出现至少 6 个月，近 3 个月符合以上诊断标准

B3. 恶心和呕吐症（nausea and vomiting disorders）

B3a. 慢性恶心呕吐综合征（chronic nausea and vomiting syndrome）

诊断标准 *　*必须包括以下**所有**条件：*

1. 令人不适的恶心（以致影响日常活动），出现至少每周 1 日，和（或）呕吐发作每周 1 次或多次
2. 不包括自行诱发的呕吐、进食障碍、反食或反刍
3. 常规检查（包括胃镜检查）未发现可解释上述的器质性、系统性或代谢性疾病的证据

* 诊断前症状出现至少 6 个月，近 3 个月符合以上诊断标准

B3b. 周期性呕吐综合征（cyclic vomiting syndrome，CVS）

诊断标准 *　*必须包括以下**所有**条件：*

1. 有固定模式的发作性呕吐，呈急性发作，持续时间少于 1 周
2. 最近 1 年内间断发作 3 次，近 6 个月至少发作 2 次、间隔至少 1 周
3. 发作间歇期无呕吐，但可以存在其他的轻微症状

* 诊断前症状出现至少 6 个月，近 3 个月符合以上诊断标准

支持点

有偏头痛史或偏头痛家族史

B3c. 大麻素剧吐综合征（cannabinoid hyperemesis syndrome, CHS）

诊断标准 *　*必须包括以下**所有**条件：*

1. 固定模式的呕吐发作，在发作形式、时间和频度上与周期性呕吐综合征（CVS）类似

2. 在长时间使用大麻后发病

3. 在坚持戒断使用大麻后，呕吐发作减轻

* 诊断前症状出现至少 6 个月，近 3 个月符合以上诊断标准

支持点

可能与病态的沐浴行为有关（长时间用热水泡澡或淋浴）

B4. 反刍综合征（rumination syndrome）

*诊断标准** *必须包括以下**所有**条件：*

1. 支持或反复发作地将刚咽下的食物反入口腔中，继之吐出或再咀嚼后咽下

2. 反刍之前无干呕

* 诊断前症状出现至少 6 个月，近 3 个月符合以上诊断标准

支持条件

1. 毫不费力的反刍之前通常无恶心

2. 反出物含有可辨认的食物，无异味

3. 反出物变酸味后发作趋于停止

C. 肠道疾病（bowel disorders）

C1. 肠易激综合征（irritable bowel syndrome）

*诊断标准**

反复发作的腹痛，近 3 个月内平均发作至少每周 1 日，伴有以下 *2* ***项或*** *2* ***项以上***：

1. 与排便相关

2. 伴有排便频率的改变

3. 伴有粪便性状（外观）改变

* 诊断前症状出现至少 6 个月，近 3 个月符合以上诊断标准

IBS 亚型**（见下页）**

IBS 亚型诊断标准

主导型的排便习惯是基于粪便性状，至少有一次排便不正常的天数*。

IBS 便秘型（IBS with predominant constipation, IBS-C）： > 1/4（25%）的排便为 Bristol 粪便性状 1 型或 2 型，且< 1/4（25%）的排便为 Bristol 粪便性状 6 型或 7 型。*在流行病学或临床工作中采用：患者报告的不正常排便通常为便秘（如 Bristol 粪便性状量表图中的 1 型或 2 型）。*

IBS 腹泻型（IBS with predominant diarrhea, IBS-D）： > 1/4（25%）的排便为 Bristol 粪便性状 6 型或 7 型，且< 1/4（25%）的排便为 Bristol 粪便性状 1 型或 2 型。*在流行病学或临床工作中采用：患者报告的不正常排便通常为腹泻（如 Bristol 粪便性状量表图中的 6 型或 7 型）。*

IBS 混合型（IBS with mixed bowel habits, IBS-M）： > 1/4（25%）的排便为 Bristol 粪便性状 1 型或 2 型，且> 1/4（25%）的排便为 Bristol 粪便性状 6 型或 7 型。*在流行病学或临床工作中采用：患者报告的不正常排便通常为便秘和腹泻（参照 Bristol 粪便性状量表，在不正常排便中超过 1/4 为便秘，超过 1/4 为腹泻）。*

IBS 不定型（IBS unclassified, IBS-U）： 患者符合 IBS 的诊断标准，但其排便习惯无法准确归入以上 3 型中的任何一型，故称为不定型。*在流行病学或临床工作中采用：患者报告的不正常排便（便秘和腹泻）为少见。*

在临床药物试验中，建议 IBS 分型应基于至少 2 周的症状日记，以“25% 为尺度”。

*IBS 分型与排便习惯异常有关（IBS-C、IBS-D 和 IBS-M），评定患者时应停用针对排便异常的药物。

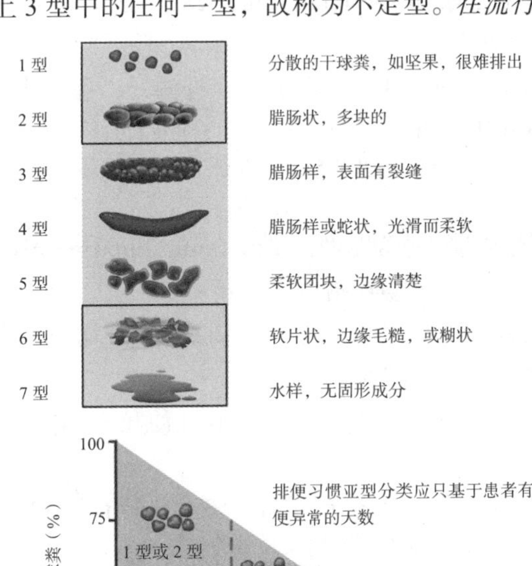

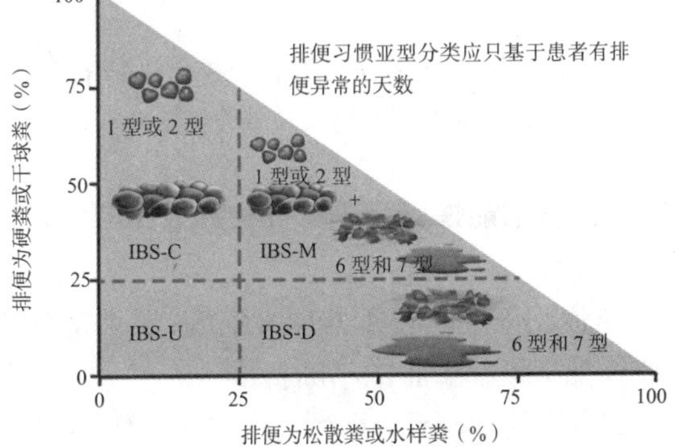

C2. 功能性便秘（functional constipation，FC）

诊断标准 *

1. 必须包括以下 *2 项或 2 项以上* **：

a.1/4（25%）以上的排便感到费力

b.1/4（25%）以上的排便为干球粪或硬粪（Bristol 粪便性状量表 1~2 型）

c.1/4（25%）以上的排便有不尽感

d.1/4（25%）以上的排便有肛门直肠梗阻 / 堵塞感

e.1/4（25%）以上的排便需要手法辅助（如用手指协助排便、盆底支持）

f. 每周自发排便（SBM）少于 3 次

2. 不用泻剂时很少出现稀粪

3. 不符合肠易激综合征的诊断标准

* 诊断前症状出现至少 6 个月，近 3 个月符合以上诊断标准

** 以研究为目的时，如患者符合阿片引起的便秘（opioid-induced constipation，OIC）的诊断标准，就不应诊断为 FC，因为难以区分阿片的副作用和其他原因的便秘。但临床医生要注意 FC 和阿片引起的便秘二者可重叠

C3. 功能性腹泻（functional diarrhea）

诊断标准 *

25% 以上的排便为松散粪或水样粪 **，且不伴有明显的腹痛或腹胀不适

* 诊断前症状出现至少 6 个月，近 3 个月符合以上诊断标准

** 应排除符合腹泻型肠易激综合征（IBS-D）诊断标准的患者

C4. 功能性腹胀 / 腹部膨胀（functional bloating/distension）

诊断标准 * *必须包括以下 2 项：*

1. 反复出现腹胀和（或）腹部膨胀，平均至少为每周 1 日；腹胀和（或）腹部膨胀较其他症状突出 **

2. 不符合肠易激综合征、功能性便秘、功能性腹泻或餐后不适综合征的诊断标准

* 诊断前症状出现至少 6 个月，近 3 个月符合以上诊断标准

** 腹胀可伴有轻度腹痛以及轻微的排便异常

C5. 非特异性功能性肠病（unspecified functional bowel disorder）

诊断标准 *

肠道症状不能归咎于器质性疾病，也不符合 IBS、功能性便秘、功能性腹泻、功能性腹胀 / 腹部膨胀的诊断标准

* 诊断前症状出现至少 6 个月，近 3 个月符合以上诊断标准

C6. 阿片引起的便秘（opioid-induced constipation，OIC）

诊断标准

1. 在使用阿片、改变剂型或增加剂量过程中新出现的或加重的便秘症状，且必须包括下列 *2 项或 2 项以上*：

a.1/4（25%）以上的排便感到费力

b.1/4（25%）以上的排便为干球粪或硬粪（Bristol 粪便性状量表 1~2 型）

c.1/4（25%）以上的排便有不尽感

d.1/4（25%）以上的排便有肛门直肠梗阻 / 堵塞感

e.1/4（25%）以上的排便需要手法辅助（如用手指协助排便、盆底支持）

f. 每周自发排便（SBM）少于 3 次

2. 不用泻剂时很少出现稀粪

D. 中枢介导的胃肠道疼痛病（centrally mediated disorders of GI pain）

D1. 中枢介导的腹痛综合征 **（centrally mediated abdominal pain syndrome, CAPS）

*诊断标准 * 必须包括下列所有条件：*

1. 持续或近乎持续的腹痛

2. 与生理行为（如进餐、排便或月经）无关或偶尔有关†

3. 疼痛使日常活动的某些方面受限††

4. 疼痛不是伪装的

5. 腹痛不能用其他的结构性疾病、功能性胃肠病或其他的疾病情况来解释

* 诊断前症状出现至少 6 个月，近 3 个月符合以上诊断标准

**CAPS 与合并的心理社会问题有独特的相关性，但尚缺乏一个专门病名用于其诊断

† 可能存在一定程度的胃肠功能紊乱

†† 日常功能应包括工作、性生活、社会 / 消遣活动、家庭生活和自理或照顾他人能力的下降

D2. 麻醉剂肠道综合征 / 阿片引起的胃肠道痛觉过敏（narcotic bowel syndrome/ opioid-induced GI hyperalgesia）

诊断标准 必须包括下列所有条件：

1. 慢性或频繁出现的腹痛 *，急性大剂量或长期使用麻醉剂治疗

2. 疼痛的性质和强度不能用目前或此前诊断的胃肠疾病 ** 来解释

3. 具备以下 *2 项或 2 项以上*：

a. 沿用或逐渐加大麻醉剂的用量，疼痛不能完全解释，甚至加重

b. 减小麻醉剂用量时，疼痛明显加重；加至原剂量时疼痛改善 [冲高回落效应（soar and crash）]

c. 疼痛发作频率、持续时间和严重程度进行性加重

* 必须大多数天数出现疼痛

** 患者可能有结构性疾病的诊断（如炎症性肠病、慢性胰腺炎），但这些疾病的特点或活动性不足以解释患者的疼痛

E. 胆囊和 Oddi 括约肌疾病（gallbladder and sphincter of Oddi disorders）

E1. 胆源性疼痛（biliary pain）

诊断标准

疼痛位于中上腹和（或）右上腹，并符合以下***所有***条件：

1. 疼痛逐渐加重至稳定水平，持续 30 分钟或更长时间
2. 发作间歇期不等（不是每日发作）
3. 疼痛程度以致影响患者的日常生活或迫使患者急诊
4. 与排便的相关性不明显（＜ 20%）
5. 改变体位或抑酸治疗疼痛无明显减轻（＜ 20%）

支持标准

疼痛可伴有以下表现：

1. 恶心和呕吐
2. 放射至背部和（或）右肩胛下区
3. 半夜痛醒

E1a. 胆囊功能障碍（functional gallbladder disorder）

诊断标准 ***必须包括以下 2 项：***

1. 符合胆源性疼痛的诊断标准 *
2. 无胆囊结石或其他结构性疾病

支持标准

1. 胆囊核素显像显示胆囊排空指数低
2. 肝酶、结合胆红素和淀粉酶 / 脂肪酶正常

* ***胆源性疼痛的诊断标准***：疼痛位于中上腹和（或）右上腹，并符合以下**所有**条件：①疼痛逐渐加重至稳定水平，持续 30 分钟或更长时间；② 发作间歇期不等（不是每日发作）；③疼痛程度以致影响患者的日常活动或迫使患者急诊；④与排便的相关性不明显（＜ 20%）；⑤改变体位或抑酸治疗疼痛无明显减轻（＜ 20%）

E1b. 胆管 Oddi 括约肌功能障碍（functional biliary sphincter of Oddi disorder）

*诊断标准　必须包括以下**所有**条件：*

1. 符合胆源性疼痛的标准*
2. 肝酶升高或胆管扩张，但非同时存在
3. 无胆管结石或其他结构性异常

支持标准

1. 淀粉酶 / 脂肪酶正常
2. Oddi 括约肌压力测定异常
3. 肝胆核素显像异常

* ***胆源性疼痛的诊断标准***：疼痛位于中上腹和（或）右上腹，并符合以下**所有**条件：①疼痛逐渐加重至稳定水平，持续 30 分钟或更长时间；②发作间歇期不等（不是每日发作）；③疼痛程度以致影响患者的日常活动或迫使患者急诊；④与排便的相关性不明显（＜20%）；⑤改变体位或抑酸治疗疼痛无明显减轻（＜20%）

E2. 胰管 Oddi 括约肌功能障碍（functional pancreatic sphincter of Oddi disorder）

*诊断标准　必须包括以下**所有**条件：*

1. 有记录的反复发作的胰腺炎［典型疼痛伴淀粉酶或脂肪酶升高＞正常值 3 倍和（或）急性胰腺炎的影像学证据］
2. 排除了其他病因的胰腺炎
3. 超声内镜检查阴性
4. 括约肌压力测定异常

F. 肛门直肠疾病（anorectal disorders）

F1. 大便失禁（fecal incontinence）

*诊断标准**

年龄至少 4 岁，反复发生不能控制的粪质排出

* 近 3 个月符合以上诊断标准。以研究为目的时，症状出现至少 6 个月，近期大便失禁 2~4 次，超过 4 周

F2 功能性肛门直肠疼痛（functional anorectal pain）

F2a. 肛提肌综合征（levator ani syndrome）

诊断标准　必须包括以下**所有**条件：*

1. 慢性或复发性直肠疼痛或隐痛

2. 发作持续30分钟或更长时间

3. 向后牵拉耻骨直肠肌时有触痛

4. 排除其他原因导致的直肠疼痛，如缺血、炎症性肠病、肌间脓肿、肛裂、血栓性痔、前列腺炎、尾骨痛和明显的盆底结构性改变

* 诊断前症状出现至少6个月，近3个月符合以上诊断标准

F2b. 非特异性功能性肛门直肠疼痛（unspecified functional anorectal pain）

*诊断标准**

符合肛提肌综合征的症状诊断标准，向后牵拉耻骨直肠肌时无触痛

* 诊断前症状出现至少6个月，近3个月符合以上诊断标准

F2c. 痉挛性肛门直肠疼痛（proctalgia fugax）

诊断标准 必须包括以下**所有**条件：*

1. 反复发作的位于直肠部的疼痛，与排便无关

2. 发作持续数秒至数分钟，最长时间30分钟

3. 发作间歇期无肛门直肠疼痛

4. 排除其他原因导致的直肠疼痛，如缺血、炎症性肠病、肌间脓肿、肛裂、血栓性痔、前列腺炎、尾骨痛和明显的盆底结构性改变

* 以研究为目的时，诊断前症状出现至少6个月，近3个月符合以上诊断标准

F3. 功能性排便障碍（functional defecation disorders，FDD）

诊断标准 必须包括以下**所有**条件：*

1. 患者必须符合功能性便秘和（或）便秘型肠易激综合征的诊断标准

2. 在反复试图排便过程中，经以下***3项检查中的2项***证实有特征性排出功能下降：

a. 球囊逼出试验异常

b. 压力测定或肛周体表肌电图检查显示肛门直肠排便模式异常

c. 影像学检查显示直肠排空能力下降

* 诊断前症状出现至少6个月，近3个月符合以上诊断标准

符合FDD诊断标准的患者进一步分为F3a和F3b

F3a. 排便推进力不足（inadequate defecatory propulsion）

*诊断标准**

压力测定显示直肠推进力不足，伴或不伴肛门括约肌和（或）盆底肌不协调性收缩**

* 诊断前症状出现至少 6 个月，近 3 个月符合以上诊断标准
** 该检查标准应采用年龄和性别相应的正常值

F3b. 不协调性排便（dyssynergic defecation）

诊断标准 *

肛周体表肌电图或压力测定显示在试图排便过程中，盆底不协调性收缩，但有足够的推进力 **

* 诊断前症状出现至少 6 个月，近 3 个月符合以上诊断标准
** 该检查标准应采用年龄和性别相应的正常值

G. 儿童功能性胃肠病：婴儿 / 幼儿（childhood functional GI disorders: neonate/toddler）

G1. 婴儿反胃（infant regurgitation）

*诊断标准　3 周 ~12 月龄其他方面健康的婴儿，必须包括以下 **2 项**：*

1. 反胃每日 2 次或更多次，持续至少 3 周
2. 无干呕、呕血、吸入性肺炎、睡眠呼吸暂停、发育障碍、喂养或吞咽困难或异常体态

G2. 反刍综合征（rumination syndrome）

*诊断标准　必须包括以下**所有**条件，且至少持续 2 个月：*

1. 腹肌、膈肌和舌肌的反复收缩
2. 不费力地将胃内容物反入口腔，或吐出，或再咀嚼后咽下
3. 具备以下 ***3 项或 3 项以上***：
   a. 发病年龄在 3~8 月龄
   b. 按 GERD 和反胃治疗无效
   c. 不伴有痛苦的征象
   d. 睡眠中和当婴幼儿与周围人交流时不发生反刍

G3. 周期性呕吐综合征（cyclic vomiting syndrome, CVS）

*诊断标准　必须包括以下**所有**条件：*

1.6 个月内有 2 次或 2 次以上阵发不停地呕吐，伴或不伴干呕，持续数小时至数日
2. 每位患儿有固定的发作模式
3. 发作间隔数周至数月，发作间期可恢复至基线健康状态

G4. 婴儿腹绞痛（infant colic）

*诊断标准　以临床为目的，必须包括以下**所有**条件：*

1. 症状开始和停止时婴儿小于 5 月龄

2. 婴儿无明显诱因反复出现的长时间哭闹、烦躁*，或易激惹，看护人员无法预防或安抚婴儿

3. 无生长发育受限，发热或病态的证据

*“烦躁”是指间断地发出难受的声音，属于婴儿“行为”，它不完全等同于哭闹，也不是醒着舒适的样子。婴儿经常在哭闹和烦躁之间波动，因此，在实际工作中，难以区分这两个症状

*以临床研究为目的，婴儿腹绞痛的诊断必须符合以上标准，并同时包括以下 **2 项**：*

1. 在研究者或临床人员进行的为期 7 日的电话或面对面访视中，看护人反映患儿至少 3 日有哭闹或烦躁，且≥ 3 小时 / 日。

2. 在筛选的婴儿中，至少有 1 次前瞻性 24 小时行为日记证实婴儿 24 小时哭闹加烦躁的时间≥ 3 小时

G5. 功能性腹泻（functional diarrhea）

*诊断标准　必须包括以下**所有**条件：*

1. 反复出现无痛性排便，每日 4 次或 4 次以上，为大量不成形粪便

2. 症状持续 4 周以上

3. 发病年龄在 6~60 月龄

4. 若热量摄入足够，不会引起生长发育障碍

G6. 婴儿排便困难（infant dyschezia）

*诊断标准　小于 9 月龄婴儿，必须包括以下 **2 项**：*

1. 在成功排出软便或排便不成功前，排便用力和哭闹至少 10 分钟

2. 无其他健康问题

G7. 功能性便秘（functional constipation,FC）

*诊断标准　小于 4 岁婴幼儿，在 **1 个月内**必须包括以下**至少 2 项**：*

1. 排便次数为每周 2 次或更少

2. 有粪便过度潴留史

3. 有排便疼痛或排干硬粪便史

4. 有排粗大粪便史

5. 直肠中存在大团粪块

在学会如厕排便的儿童，可采用以下额外标准：

6. 在学会如厕排便后，出现大便失禁至少每周 1 次
7. 在排粗大粪便史，甚至可造成厕所堵塞

H. 儿童功能性胃肠病：儿童 / 青少年（childhood functional GI disorders: child/adolescent）

H1. 功能性恶心和呕吐病（functional nausea and vomiting disorders）

H1a. 周期性呕吐综合征（cyclic vomiting syndrome，CVS）

*诊断标准 必须包括以下**所有**条件：*

1.6 个月内有 2 次或 2 次以上剧烈的、持续恶心和阵发性呕吐，持续数小时至数日
2. 每位患者有固定的发作模式
3. 发作间隔数周至数月，发作间期可恢复至基线健康状态
4. 经适度的评估，症状不能归咎于其他疾病情况

H1b. 功能性恶心和功能性呕吐（functional nausea and functional vomiting）

H1b1. 功能性恶心（functional nausea）

诊断标准 必须包括以下**所有**条件：*

1. 以令人不适的恶心为主要症状，出现至少每周 2 次，通常与进食无关
2. 不总是伴随呕吐
3. 经适度的评估，恶心不能完全用其他疾病情况来解释

* 诊断前至少 2 个月符合以上标准

H1b2. 功能性呕吐（functional vomiting）

诊断标准 必须包括以下**所有**条件：*

1. 呕吐发作平均每周 1 次或更多
2. 无自行诱发的呕吐，不符合进食障碍或反刍的诊断标准
3. 经适度的评估，呕吐不能完全用其他疾病情况来解释

* 诊断前至少 2 个月符合以上标准

H1c. 反刍综合征（rumination syndrome）

诊断标准 必须包括以下**所有**条件：*

1. 反复反刍，再咀嚼或吐出，且为：
   a. 进食后即发生

b. 睡眠中无症状

2. 反刍前无干呕

3. 经适度的评估，症状不能完全用其他疾病情况来解释；应排除进食障碍

* 诊断前至少 2 个月符合以上标准

H1d. 吞气症（aerophagia）

诊断标准 * *必须包括以下**所有**条件：*

1. 过度的吞气动作
2. 由于胃肠道气体增加导致的腹部膨胀，白天明显
3. 反复嗳气和（或）排气增加
4. 经适度的评估，症状不能完全用其他疾病情况来解释

* 诊断前至少 2 个月符合以上标准

H2. 功能性腹痛病（functional abdominal pain disorders）

H2a. 功能性消化不良（functional dyspepsia，FD）

诊断标准　诊断前症状出现至少 2 个月，必须包括以下令人不适症状中的 1 ***项或多项****，至少每月 4 次：*

1. 餐后饱胀
2. 早饱感
3. 上腹痛或烧灼感，与排便无关
4. 经适度的评估，症状不能完全用其他疾病情况来解释

对 FD，现采用以下分型：

H2a1. 餐后不适综合征（postprandial distress syndrome, PDS）包括餐后饱胀不适或早饱感，以致不能完成平常餐量的进食。支持诊断的条件有：上腹胀气、餐后恶心或过度嗳气

H2a2. 上腹痛综合征（epigastric pain syndrome,EPS）包括以下所有条件：令人不适（以致影响正常活动）的中上腹疼痛或烧灼感，疼痛不广泛，也不放射至腹部其他区域或胸部，在排便或排气后无减轻。支持诊断的条件有：①烧灼样疼痛，但不出现在胸骨后部位；②常因进餐诱发或缓解，但也可发生在空腹时

H2b. 肠易激综合征（irritable bowel syndrome，IBS）

诊断标准　必须包括以下**所有**条件：*

1. 腹部疼痛至少每月 4 次，伴有以下 *1* ***项或多项***：

   a. 与排便有关

   b. 排便频率的改变

   c. 粪便性状（外观）的改变

2. 在有腹痛和便秘的患儿中，便秘缓解后腹痛无减轻（疼痛随便秘减轻的患儿属于功能性便秘，而非 IBS）

3. 经适度的评估，症状不能完全用其他疾病情况来解释

* 诊断前至少 2 个月符合以上标准

H2c. 腹型偏头痛（abdominal migraine）

诊断标准　发作至少 2 次，且必须包括以下**所有**条件：*

1. 急性发作性剧烈的脐周、腹中线或弥漫性疼痛，持续 1 小时或更长时间（指最重且令人痛苦的症状）

2. 发作间隔数周至数月

3. 疼痛影响正常活动，甚至使患儿丧失活动能力

4. 每位患者有固定的发作模式和症状

5. 疼痛可伴随以下 *2* ***种或多种***症状：

   a. 厌食

   b. 恶心

   c. 呕吐

   d. 头痛

   e. 畏光

   f. 面色苍白

6. 经适度的评估，症状不能完全用其他疾病情况来解释

* 诊断前至少 6 个月符合以上标准

H2d. 功能性腹痛—非其他特指（functional abdominal pain-not otherwise specified）

诊断标准　发作至少每月 4 次，必须包括以下**所有**条件：*

1. 发作性或者持续性腹痛，不只是在生理情况时发作（如进食、月经期）

2. 不符合肠易激综合征、功能性消化不良或腹型偏头痛的诊断标准

3. 经适度的评估，症状不能完全用其他疾病情况来解释

* 诊断前至少 2 个月符合以上标准

H3. 功能性排便障碍（functional defecation disorders）

H3a. 功能性便秘（functional constipation, FC）

诊断标准　必须包括以下 ***2 项或 2 项以上****，症状出现至少每周 1 次，持续至少 1 个月，不符合肠易激综合征的诊断标准：*

1. 年龄至少 4 岁的儿童，排便次数为每周 2 次或更少
2. 大便失禁至少每周 1 次
3. 有粪便潴留的被动姿势或过度忍受粪便潴留的病史
4. 有排便疼痛或排干硬粪便的病史
5. 直肠中存在大团粪块
6. 有排粗大粪便史，甚至可造成厕所堵塞
7. 经适度评估后，症状不能完全用其他疾病情况来解释

H3b. 非潴留性大便失禁（nonretentive fecal incontinence）

诊断标准　年龄至少 4 岁，病史至少 1 个月，必须包括以下 ***所有*** *条件：*

1. 在不适当的公共场所排便
2. 无粪便潴留的证据
3. 经适度的评估，大便失禁不能完全用其他疾病情况来解释

（引自《罗马Ⅳ：功能性胃肠病 / 肠 – 脑互动异常》附文 A
方秀才　译，柯美云　校）

附文 B

功能性胃肠病罗马Ⅳ心理社会警报问卷

转诊精神心理科医生的指南和警示

⚐考虑转诊　⚑立即转诊

问题	*回答选项*	*评分说明*
1. **有关焦虑的问题：** 最近 1 周内，您是否感到紧张或易激动？	***绝大多数时间***⚐ *很多时间* *偶尔* *没有*	**问题来源** 该问题源自"医院焦虑和抑郁量表（HADS）"，回答为"***绝大多数时间***"或"***很多时间***"的人群中大多数为抑郁或焦虑障碍
2. **有关抑郁的问题：** 最近 1 周里，您是否感到沮丧和情绪低落？	***绝大多数时间***⚐ *很多时间* *有时* *没有*	**问题来源** 该问题源自"简明健康调查量表 -36（SF-36，问题 9f）"，回答"***绝大多数时间***"或"***很多时间***"确定为 FGIDs 患者，其 HADS 抑郁评分为 9.0（SD=3.0），其他患者为 5.0（SD=3.6）[1，2]
3. **有关自杀念头的问题：** 您最近是否情绪特别低落，以致想伤害自己或自杀？	***经常***⚑ *偶尔*⚐ *没有*	"***经常***"或"***偶尔***"提示存在异常问题，临床医生应询问患者，使其更详细地描述近期的感受和有何特殊计划 **红旗评分的依据** 本问题尚未经过实践验证，但具有临床表面效度：临床医生不必担心对回答为"***经常***"或"***偶尔***"的患者询问更多的问题。所有的证据均表明，对自杀更好地预防始于医生有准备地询问这些问题
4. **有关性虐待的问题：** 在您一生中的任何时间，是否遭遇过情感上、身体上或性方面侵犯？	***是***⚐ *没有*	如果回答"***是***"，医生应该问："这会给您的生活带来苦恼吗？"和"您是否愿意看医生更详细地谈谈这个事情？"如果患者表示他非常苦恼，并愿意看医生，就转诊至精神心理科医生（在患者同意的情况下）本建议源于已发表的文献综述[3]和建议
5. **有关躯体虐待（来自伴侣）的问题：** 您是否有过在"亲密接触"时担心受到身体伤害？	***是***⚐ *没有*	如果回答"***是***"，医生应该问："这是否给您的生活带来苦恼？"和"您是否愿意看医生更详细地谈谈这个事情？"如果患者表示他非常苦恼，并愿意看医生，就转诊至精神心理科医生（在患者同意的情况下）本建议源于已发表的文献综述[3]和建议
6. **关于疼痛严重程度的问题：** 最近 4 周内，您觉得躯体上的疼痛有多么严重？	***非常严重***⚐ ***严重***⚐ *中度* *轻度* *没有*	**问题来源** 患者对这个问题的回答为"***严重***"或"***非常严重***"（SF-36 中的问题 7）见于 24% 的 FGIDs 患者，其躯体状态评分低于正常人群 2 个标准差[1，2]

续表

转诊精神心理科医生的指南和警示 🏳考虑转诊　🏴立即转诊		
问题	*回答选项*	*评分说明*
7. 有关躯体症状和相关焦虑的问题： 在最近 6 个月内或更长的时间内，您是否为您认为严重的身体症状而担心？	***是***🏳 *不是*	**问题来源** 如果回答"***是***"，医生应该询问："目前这是否困扰着您的生活？"和"您是否愿意看医生更详细地谈谈这个问题？"如果患者承认这令他非常苦恼，并愿意看医生，就转诊至精神心理科专家（在患者同意的情况下）
8. 有关影响程度的问题： 最近 4 周内，疼痛（或其他症状）对您的正常活动的影响有多大（包括在外工作和家务劳动）？	***非常大***🏳 ***很大***🏳 *中度* *轻度* *没有*	**问题来源** 患者回答"***非常大***"或"***很大***"（SF-36 中的问题 8）见于 26% 的 FGIDs 患者，其躯体因子评分低于正常人群 2 个标准差
9. 有关药物 / 酒精滥用的问题： 在最近 1 年，您饮酒（男性：每天 5 个标准杯以上；女性：每天 4 个标准杯）/ 吸烟 / 非医疗原因使用处方药和（或）违禁药物的频率如何？ （在美国，1 个标准杯指含 14g 酒精）	***每日或几乎每日***🏴 ***每周 1 次***🏳 *每月 1 次* *1~2 次* *从不*	**问题来源** 这个问题引自（美国）国家药物研究所滥用药物筛查工具（http://www.drugabuse.gov/nmassist/） **红旗评分的依据** 患者回答"***每日或几乎每日***"说明患者可能有严重的药物滥用或酒精成瘾，医生应该更进一步评估以决定是否需要转诊至专门的治疗门诊

（引自《罗马Ⅳ：功能性胃肠病 / 肠 – 脑互动异常》附文 D
李晓青　译，方秀才　校）

参考文献

1. Biggs AM, Aziz Q, Tomenson B, Creed F. Effect of childhood adversity on health- related quality of life in patients with upper abdominal or chest pain. Gut 2004; 53: 180–186.
2. Fiddler M, Jackson J, Kapur N, et al. Childhood adversity and frequent medical consultations. Gen Hosp Psych 2004; 26: 367–377.
3. Drossman DA, Talley NJ, Leserman J, et al. Sexual and physical abuse and gastro intestinal illness. Review and recommendations. Ann Intern Med 1995; 123: 782–794.

附文 C

缩 略 语

$5\text{-}HT_1$	5-羟色胺1
$5\text{-}HT_{1A}$	5-羟色胺1A
$5\text{-}HT_3$	5-羟色胺3
ALT	丙氨酸氨基转移酶
Anti-Scl-70	抗Scl-70抗体
AST	天冬氨酸氨基转移酶
BM	排便
BMI	体重指数
Ca	钙（如钙通道阻滞剂）
CBC	全血细胞计数
CBD	胆总管
CBT	认知行为疗法
CC	慢性便秘
CCK	缩胆囊素
CIN	慢性特发性恶心
ClC-2	氯离子通道蛋白2
CLO	空肠弯曲菌样微生物
CNS	中枢神经系统
CRP	C反应蛋白
CT	计算机断层成像
CVS	周期性呕吐综合征
DSM-Ⅳ	精神疾病诊断和统计手册（第4版）
DSM-Ⅴ	精神疾病诊断和统计手册（第5版）
EGD	上消化道内镜检查
EMG	肌电图

ENT 耳鼻喉

EPS 上腹痛综合征

ER 急诊室

ERCP 内镜逆行胰胆管造影

FAPS 功能性腹痛综合征

FD 功能性消化不良

FGID 功能性胃肠病

FODMAP 可酵解的寡糖、二糖、单糖和多元醇

GC-C 鸟苷酸环化酶 C

GERD 胃食管反流病

GES 胃电刺激

GI 胃肠道

GYN 妇科学 / 妇科的 / 妇科医生

HADS 医院焦虑抑郁量表

HCl 氯化氢

HIDA 肝胆亚氨基二乙酸

HIT Chip 人类肠道芯片

Hp 幽门螺杆菌

HRQOL 健康相关生活质量

IBD 炎症性肠病

IBS 肠易激综合征

IBS-C 便秘型肠易激综合征

IBS-D 腹泻型肠易激综合征

IBS-M 混合型肠易激综合征

IBS Non-C 非便秘型肠易激综合征

IBS-U 不定型肠易激综合征

ICD-10 国际疾病统计分类第 10 次修正

KUB 肾、输尿管、膀胱

MRI 磁共振成像

mRNA 信使核糖核酸

NBS 麻醉剂肠道综合征

NNT 需要治疗人数

NSAID 非甾体抗炎药

OIC 阿片引起的便秘

PCP 初级保健医生

PDS 餐后不适综合征

PEG 聚乙二醇

pH 酸碱度

PHQ-12 SS 患者健康问卷 12 项躯体症状

PPI 质子泵抑制剂

PRN 需要时服用

PRO 患者相关的结果

PTSD 创伤后应激障碍

QOL 生活质量

RCT 随机对照试验

^{75}SeHCAT 硒 -75 标记的牛磺胆酸试验

SIBO 小肠细菌过度生长

SNRI 5- 羟色胺去甲肾上腺素再摄取抑制剂

SO Oddi 括约肌

SOD Oddi 括约肌功能障碍

SOM　Oddi 括约肌测压

SPECT　单光子发射计算机断层显像

SSRI　选择性 5- 羟色胺再摄取抑制剂

TCA　三环类抗抑郁药

TRPV1　瞬时受体电位辣椒素受体 1

TSH　促甲状腺激素

UC　溃疡性结肠炎

US　超声检查

（彭丽华　译）